FUTURE

FUTURE

了解人體內外能量傳導，
以自然方法強化正向能量，
找回純淨人生

意念波療癒法

蔡君如——著

謝天

這本書的完成要再度謝天！以及感恩這世界的美好，讓我能受獲萬事、萬物、萬能的協助！它們支持我、並啟動了我敏銳的感知，將此書以純淨自然的方式來書寫，並順利的呈現在大家的眼前。

我要將宇宙最尊貴的高能信息，傳達給大家，請靜默悉心領會……

「你知道我是誰嗎？我，每天與你們同在！我給你們的這些，都是你們生命中最重要的精華。如果，你們沒有了我，你們就無法繼續存活下去，但若因為你們不尊重我所贈與你們的一切時，我將會收回這些餽贈，這也將會造成地球與人類的不幸。

美麗的山川湖景，為的是豐富生命的色彩，但人類卻用私心將之破壞。讓你們用心看見世間珍禽異獸，生靈的生命多采多姿，人類是喜歡牠們的，但為何卻用殘忍的方式將之殺害甚至拿來炫燿？當給予你們生命時，我看到人類在殘害自己，也一再的破壞自己這得來不易的軀體。這些生命包含了你們自己在內，為何對於生命是如此的不尊重？

為我、為你自己、為世間所有生靈，盡一己之力，做一些對的事情吧！不應懷疑！若不是由你開始做，請告訴我，是想誰先來做呢？如果現在不願意做，那要等到何時才願意？

你知道我是誰嗎？我可以給予你們一切，但請別再懷疑，別再破壞，別再殘害你和這世間所有的生命了。」

謹此

期盼在世界每一個角落與我連結者，皆能以愛的角度將此訊息生生不息的傳播出去，讓世間所有的「生命體」都可以愉悅的在這宇宙之中，徜徉享受充滿正向的慈悲。

推薦序

用「意念波」改變一個人的意識是最自然的

陳立川
美國肯塔基大學毒理學博士
中華民國能量醫學學會副理事長

認識蔡老師其實不是很久的事，但有相見如故的感覺。有一次在書店不經意翻閱到蔡老師的著作《神譯》（商周出版），後來在因緣巧遇的情況下碰面結識，平常大家的聚會中也都會聊到雙方平日工作所做的事，但都只是片段性的印象。看完蔡老師的《意念波療癒法》一書後，發現我對能量的研究與蔡老師書中所提及之概念，可說是所見雷同的。

經過十七年的直覺訓練，我對直覺的準確度有一定的要求與把握，而且經過美國醫師與同事屢次臨床案例測試及考驗，在最後，我不僅可找出他們能量檢測上的盲點，還能指出他們被疑難案例困擾之處。

一路上我也碰過很多直覺感應敏銳的知音，但有時彼此見解往往有很大差異。然而跟蔡老師幾次談話或交換意見，雙方曾經試過從不同場域來感知辨識同一個物品時，所感受到的答案往往是雷同的，在彼此間的信任與默契就更多，也開始驗定相互間的合作橋樑。

蔡老師的老闆（南無本師釋迦牟尼佛），曾下達旨意要蓋一座全方位的療癒及禪修中心（不老禪林），甚至讓它形成一個志同道合的社區，而在我的著作中也曾描述同樣的願景；我們很清楚知道暗室閉關對修行上有相當的助益與重要性，所以兩人心中都有如此的理想藍圖，說穿了，這就是我們今生今世需要完成的使命。

《意念波療癒法》中提到的自然能量療法，也是在我的體系中所推薦的輔助療癒工具。在國內外主持學術研討會時，我會專注運用眼、耳、鼻、舌、身、意這六識，來做一些療法上的引導介紹，以五官六識療法做輔助的身心治療。

誠如修行者改變身心意識來提升覺知，進而改變肉身現有狀況，若用「意念波」的竅門來達到改變一個人的意識，其實是最自然的，不用藥而達成反轉疾病劣勢的功效。

我與蔡老師共同認為，當一個人，不論是否健康或有病，只要誠心深入修煉，就可以感受到無形的能量與心念，是改變身體內外的強大扭轉力道。

雖然我與蔡老師所見雷同，但在這條修行路徑上，兩人分別是從「性」與「命」這不同的兩端往中間靠攏的。蔡老師因其特殊體質，是從靈性觀點來剖析世事，清楚的知道不對的食物與紊亂的日常生活，皆會影響身心平靜，干擾靈修；而我因醫學訓練加上後修的拙火上揚，隨之而來的直覺能力，除了是從身心層面看待人間世事，了解無形空間干擾的存在，也明白靈性修行的重要性。所以與蔡老師皆認同人來這一世，是必須性、命雙修的，你的生命才能豐盛俱足。

蔡老師在第一章就寫出「相信靈魂＝明白意識體的力量」，我是一個研究正統科學，但又親身體驗到靈魂與能量在生活中所展現在我身上的力量，這是上天的恩典，我也因此跳脫出狹窄教條式的思想框架。

今天很榮幸能為本著作寫推薦序，本書以很貼切的現代話語，並舉出實際科學印證來解釋靈性的現象。蔡老師本身有豐富的人生經歷，並可在能量傳導教育上以多元化的表現來帶動，書中提供了各種容易施行的排毒調氣方法，幫助讀者改變有形的生活習性，轉變無形的思維模式，發揮人類本有的神性，展現出書中所說，我們本應擁有的八顆愛心：同理心、尊重心、信任心、喜悅心、慈愛心、包容心、佈施心、寬恕心。

我的經歷有一種不可逆的內外驗證，我十二萬分願意推薦《意念波療癒法》一書，幫助有緣的讀者從書本中開啟智慧，接上能量與靈修的途徑。更重要的是，讓有志者完成這一生的使命。

在未來，我與蔡老師已展開現代西遊天竺取經的最古老傳統醫學的研究，讓「不老禪林」添加自然的古印度色彩；而我的工作依舊是繼續解開人體的運作密碼，將它轉成現代人易懂的白話文，並延續中、外古醫學的神祕傳統，再賦予新義與生命。

推薦序

平凡的我們，也能使用宇宙能量

張家歐
臺灣大學應用力學研究所教授兼所長

這個書名讓人眼睛為之一亮。我們所熟悉的中、西醫療治不外乎吃藥、打針、開刀手術、針灸、推拿、穴位、經絡按摩……等，用意念波療治是滿顛覆傳統觀念的，會讓人手不釋卷急欲窺覬其賣點。

意念波是能量波，書本開宗明義地說，宇宙中有一種微妙的東西，稱作「能量」，它是看不到，摸不著，聞不到的無形東西；這些能量是無所處不在，無所點不鑽，無所物不有。這些能量可以為人類發揮出不同的整合及療癒的力量。

「能量無所不在」，意味著廣大的宇宙真空處是有能量的，這呼應著佛教第一勝諦的「真空實有」，「真空妙有」，即揭示真空中並不是全然的空，是有能量存在的。要進入宗教，超凡入聖，是靠堅定的信心；若要用科學辯證才能相信，那只能停留在「佛法難聞」，「福音難傳」的階段。

「靈性」難以開竅，因為目前科技文明尚未能詮釋宇宙所有的真理與現象。幸運的是，二十世紀發展出的量子力學能夠解釋真空中確實有能量存在。太陽光，X-光都是屬於不同頻率的電磁波，電磁波有電場與磁場，即它攜帶電能量與磁能量。

量子力學告訴我們，無法同時精確無誤地量測到電場與磁場的值，同時根據量子力學的「海森堡測不準原理」（Heisenberg uncertainty principle），電場量測的誤差量與磁場量測的誤差量的乘積必須大於二分之一的普朗克常數；倘若真空中磁場為零，那就沒有所謂的磁場量測的誤差量，那麼海森堡測不準原理就不能被滿足，所以真空中磁場為零的假設是錯誤的，也就是說，真空充滿不同頻率的電磁波，即真空中有漲落起伏（fluctuation）的電磁波能量海。

「真空中確實有能量」的科學證明能打開我們的心防，提高我們繼續看完這本書的意願。對泡在浩瀚佛學經典智慧之海的人，不再是困惑地悶著頭游泳，而是因為瞭解而能如魚得水，甘之如飴。

宇宙空間中充滿能量，怎麼利用它，誰有能力使用它呢？不要跟我說外星人的太空船是如何利用宇宙能量，才能從幾百光年的遙遠天際飛到我們地球，且不需要攜帶龐大的燃料，因為這尚無法眼見為憑。

你也可以說，我們勤修「六度波羅密多」到達「諸相皆空」，「諸法皆空」，或如心經上所講的「照見五蘊皆空」的境界，就能找到「真如佛性」，它就是跟釋迦牟尼佛、阿彌陀佛一樣的佛性，這樣我們就有能力利用宇宙能量做隨意變化（如愛因斯坦的理論，能量與質量可以互相轉換）；能攝一切法，成就一切功德。這個說法對平凡的我們而言，又太遙不可及。

這本書告訴我們，不是什麼高僧大德的平凡的我們，也能使用宇宙能量。作者蔡老師曾經有「闢穀」四十九天的經驗，即闢穀期間除喝水外不吃任何東西，身體所需要的能量是從空間擷取的。

敝人於二〇〇〇年參加嚴新氣功社團後，也有兩次短時間的闢穀經驗，即對吃飯有排斥感，不吃東西也有體力做事情。這闢穀現象是自動發生的，而不是被催化的。也有人是要求被老師啟動的。這體驗讓我感覺吸取宇宙空間能量，並不是什麼大不了的特異功能。

蔡老師曾是一位出色的音樂教師，音樂教學十數年，有非常豐富的音樂素養，在生涯中創作讓人心靈平靜、扣人心弦的能量音樂；她也是中國董氏奇穴的第四代傳人，有一雙可看透穴位的眼睛和精準的針法，這是她生來就有的特殊體質。在因緣迫使下領受天旨，而需放下摯愛的音樂工作成為為人消災解厄的靈媒。

由於老師的慈悲及佛菩薩救渡眾生的誓願，經上天的指導與授意，在本書紀錄了從天界下載的「觀音般若四式氣功療法」，這功法是由意念導引空間能量，而進入體內，打通氣脈和經絡的淤塞，使氣場流通順暢，修補破損的人體能量場，使體內、外的磁場平衡。

意念波不僅僅是能量波，它還攜著資訊編碼在波的頻寬、相位與振幅上，就像光纖網路中的光波攜帶聲音與影像訊息，經解碼後，可從液晶螢幕播放出影片一樣。

好的意念波攜帶的訊息能使腦送出好的神經傳導物質，使腺體、內分泌、荷爾蒙正向運作；不好的意念波其訊息使腺體分泌失調，使人緊張、胸悶、肌肉酸痛。

正如《聖經》上講的「喜樂乃是良藥，憂愁使骨枯乾」，不好的意念就是所謂的負能量。本書內便有成功引導病患使用正向意念波，來消除體內負能量而病癒的案例。

本書意簡言賅，具實用性而不花俏，敘述各種排毒方法，如音樂共振、色彩能量共振、能量畫共振，它們像是提供綜合維他命的能量補給站。維他命不是用看的，它必須是要吃下去；而這本《意念波療癒法》不是僅僅用看的，而是需去實踐它，這是一個難得的因緣，能讀到這本書就表示因緣俱足了，這或許也是因果使然，才能接受到上蒼的恩賜。

把上天的善意與功法傳播出去，我感覺就是作「佈施」波羅密多的修行，我們的身心靈必能受益良多。

作者序

由內到外，全方面淨化自己

生活中，所有物品到我們手中時，大部分都會附加一份使用說明，如電器、3C產品、小孩的玩具、甚至我們的食物，都會附上產品使用說明書及保固方法。可是這世間唯獨一項產品上市時，是只有出廠來源證明、出廠時間，卻不會附上操作手冊，是什麼產品呢？那就是「人」。

我們從出生到老死，每天都在學習，每天都在摸索真相。「人」在學習操作這個課題裡，不斷的從失敗中學習成長。我曾想過，為什麼上天沒有在我們出牛時，就有一個儀器或下載方法，可以檢測出這個「初生人」的功能，給我們一份「全人操作手則」？我不斷思索這樣的問題，因為老天不會這樣兩光，人都會想到的事情，怎可能這浩瀚宇宙主宰者會沒有準備。

有一天，我恍然大悟得到了一個結論，「全人操作手則」其實早就附加在我們人的內部檔案中了。但是我們卻誤以為「人」這個產品很好開啟，所以都是不假思索直接啟動了。

大部分產品從內到外胡亂使用幾十年後，結果就會發生故障，若運氣不好又在不明白的情況下，將故障的產品胡亂送到維修廠做維修，最後只能說碰碰運氣，運氣好的還可以再使用個數十年，運氣不好維修廠拆除這裡，又加裝其他不適合自己這套機器的另一種裝備，如同加汽油的車，卻補充柴油的油料，能開否？也許可以維持一小段時間，但是最後整台車因為不明白車體的需要，而因此就報銷了。

這道理也就像是電流一樣，明明是110w的電流，我們卻使用220w的電器，不會因為功率比較高，產品的耐受度就會變得比較強。所以，全人操作手冊是附加在我們身體內裝的電流板內，是需要有路徑才能找到開啟的方法。當開啟後就能明白人的使用與功能了。

請將自己忙碌的心先停下來，學習心的沉澱，聽聽這個世界在對你說些什麼？

人生所為何來？生命中很多都是我們所無法掌握預期的，其中最無法掌控的就是自己，所有答案都在我們的內心中。

這本書是我的第四本書，它延續了前面三本書的主題，在空間、能量、音樂共振基本概念後，進而再深入了解人體內外意念能量共振效應的「全人操作」工具書，學習在正確的磁場下導引自我意念，取得對身體能量的平衡，讓言無相又有相的「意念波能」，帶領我們開啟人類更高層的原始檔，進入未知的學習領域，讓自己因意念的調整而能跳脫舊有桎梏的觀念，轉換不理想的生活方式，也就是不當的人的操作方法。

這樣的調整與改變，能修復自己心靈與身體的健康，因為明白自己了，便可掌握自己的命運方向。

「生命體」除了食衣住行育樂上基本的需求外，人的檔案夾內還附加了相當大的愛與溫暖的能量體。這需要學習開啟人的使用手冊才能使用得淋漓盡致。靈性的認知，心靈能量的傳導，是改變生命存在的重要條件，這是需要人類改變對事物的價值觀，要有清淨的心，才能進入內在的靈魂，開啟最真實的檔案夾，並和宇宙空間的訊息連結做傳遞，將自然、健康、醫學與自身能量波動與宇宙動能做連貫性的結合。

當能量提升鍛鍊後，就能讓意念能量持續，並且輕鬆的融合在我們的生活之中，心靈會因此自動調整到健康愉悅及滿足快樂的狀態，讓溫暖、良善的波動本源回流。

「意念波療癒法」讓人類取得「全人操作使用說明」，讓我們回歸到宇宙最真實的愛和溫暖當中。本書介紹了由內到外淨化自己的操作方法，是人人都可學會的能量傳導全人使用手冊。

在。

這份感恩，來自宇宙大自然純淨的恩典，期盼與我們全人類的身心靈合一同

蔡君如

前言

多元化的時代，全球皆努力提倡「環保」，除了生活環境、空氣、河川、山坡、土地的綠化環保、食衣上純淨有機無毒的健康環保、住行上節能減炭的地球環保，所有皆是希望人類居住的環境能回到純淨無污染的概念，鼓勵社會大眾建立起對地球的綠化、節能、無毒、健康的生活。

我們可隨時隨地連結網路來處理任何資訊，在時間的壓縮中，的確是方便又有效率的。現代家庭生活的基礎配備，如電視、電腦、手機、行動上網、微波爐、電磁爐等一應俱全，朝正向來看，各方面都進入科技化了。但是生活環境中負向磁場的力量，幾乎快要取代正向磁場的能量了。然而我們必須了解，正磁場的能量，是無法保存在有輻射因子的網路訊息中，傳導給接收者的只有輻射波和電磁波。但人們幾乎是不自覺的將自己浸泡在這充滿輻射污染、毒物滿滿的生活空間中。

科技給予人們快速、真實卻冷漠的機械式互動，這種負磁場剝削、攪亂了人體原本規律的磁場秩序，這樣負面的引動，使得人們的心開始變得煩躁、不安，處處抱怨，漸漸的也開始缺乏與人之間的關愛和信任，更嚴重的是會失去感恩及包容的慈悲，憐憫心與同理心也都不見了。

磁場混亂導致能量錯位（像是電流短路），錯位的電流在人體中到處流竄，會發生種種病態或殘害、暴力的問題。我們吃的食物也都違反自然法則，商人用化學藥劑創造出無數神奇、不能吃的有毒加工品販賣給人吃，因此速食、有毒食物及輻射生活，不斷地在我們周遭蔓延，「毒」已塞得讓人透不過氣了。

要如何好好的活下去？這將是我們要去探討改變的求生問題。我們需尋根探源，這種種的「因」，形成這種種的「果」。

科技的進步，人類是得還是失？是快樂幸福？還是正走向黑暗？難以醫治的現代文明病滿坑滿谷，人類就如同寄宿在水族缸裡的生物一樣，在非自然的狀態中，自行創造了一個食物鏈來殘害著自己和大自然。

壓力大，愈不容易得到快樂。你快樂嗎？健康無慮嗎？不快樂的人，容易形成負磁場能量的堆積，身體機能就愈會下降，如何擁有可增進健康，出污泥而不染的生活？如何能不靠藥物，以自然的方式修復身、心、靈失衡的狀態？

透過「意念波療癒法」，用心改造生命的波動，回歸生命自然的源流，讓靈性提昇，從靜心中覺悟，學習調整意念的輸送，放下所有的念頭，擺脫心靈上不願意放下的重重包袱，讓自己內在深層的靈慧意識，引導外在執著的自己，學習跟自己對話，在戒、定、慧中深入的洗禮，使自己像天空中自在的浮雲般，親近深藏在心底那面寧靜的湖水，找到情感的源流與心靈歸屬的家，這是人類靈性進化過程中相當重要的環節。

外在世界靜止下來時，內心境界就會變得愈來愈清晰純淨⋯⋯生命的對應都來自於內心的真誠，來自於宇宙能量的傳導，這將會讓我們感受到安定與滿足，整個地球也可因此獲得正向的啟動與運作。

目錄

第二章　意念的無形威力

人類天生就具有的「意念威力」，是可將心中假想的事物或身體的健康狀況，經過意念的想像，轉變成物質界真實發生的情況。

第三章 可怕的意念毒素

受到強大毒素侵害時，很難有正能量的意識拉回，這樣的狀態足以影響一個人的正常思維，而處於負向極端的意念之中。

第四章 改變生命的八顆心

若有人送你改變生命的八顆心時，
都要感恩並將這些心好好的收藏起來，作為你日後助人的倉糧。

第五章　認識高、低能量的食物

要吃，就要吃對，讓吃進的食物能真正的補益臟腑、疏通經絡、流暢氣血、涼血解毒；任何飲食都會讓體內臟腑氣血環境改變，不得不小心注意。

第六章　意念療癒

傾聽自己的聲音能喚醒一種感受自己的覺知，
試著開始調整意念的能量場，就會從內心發出一份愛自己的力量。

第七章　用意念做外在療癒

當人懷著善念、正向思考時，人體會產生良好的氣體循環，
分泌出讓細胞健康的神經傳導物質，免疫細胞也相對變得活躍，人就不容易生病。

第八章 自然的能量共振

我們浸置在這滿滿的聲波空間中，由這些頻率引動身體的磁場，也相對的會因振動波的好與壞，決定了身體能量的高低與健康的狀況。

第九章　誠心的修煉

修禪，就是在練習心靈的平靜，練習在汙泥中出離，把自己超脫成一朵淨潔的蓮花，不管你在做任何事，隨時保持清靜的生活心境，清醒看待自己的肉體色身，監督自己的言行舉止，用善念去看待周遭的一切，這樣就不會被汙染。

第一章

能量基本要素

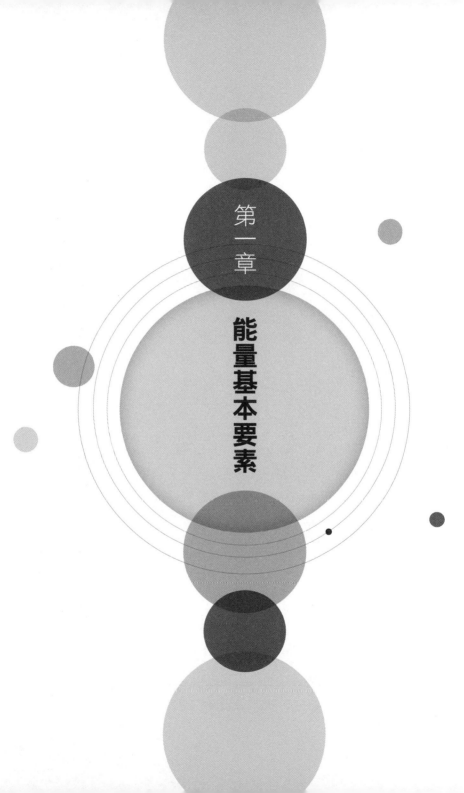

什麼是能量？要健康，重要的就是理解能量領域

宇宙中有一種微妙的東西，稱作「能量」，它是一種看不到、摸不到的物質，就如聲音稱為「聲能」、光線稱為「光能」、任何能引動電力產生的物質，則稱為「電能」或「動能」。

能量可以簡單區分為二種：一是可儲存型、二是消耗型。儲存型的能量，是可以把接收到的能量儲存起來；而消耗型的能量，則是把接收到的能量轉換擴散分布在物體移動時產生的力量。

這二種能量包圍在我們身體的上下左右內外之間，因此能量是無所處不生、無

所物不留、無所點不鑽的。眼睛看到的、鼻子聞到的、耳朵聽到的一切，還包含非物質界中所有生物，一切有形物質與無形物質皆具有能量，存在於物質界空間裡。因此，在不同時候，這些能量可以為人類發揮出不同的整合及療癒力量。

舉例來說，在生活中所發生的每一件事情，都有它原本既定的因緣及軌道，由此推論，在發生這些事之前，其實在宇宙定律中早已俱足了啟動的能量（不論是正向或是負向能量），都會在特定的時間軸中產生發生或結束的狀態。

能量的連結是可讓周遭事物處於接收、儲存和消耗的三大循環當中，這些能量體包圍在環境中及在身體周邊震動著，就像日出、日落的太陽，會自然散發出光與熱，而這些光與熱就可再轉變成電能提供給地球、大自然、人類多種的能量，因此當人體接收太陽的能量後，身體頻率會自動將能量儲存下來。

若人體在這之後又接收了其他負能量的干擾，之前所接收儲存的正能量體，會因此抵銷磨損原來在體內的能量，由於身體是在大環境磁場的包覆中，即使時間不斷在移動，環境能量依舊會在身體周圍持續運作著，直到載體（生命）的能量質停止運作，宇宙磁場則不再與載體產生接收或發送的互動。

為什麼要有能量？

在我們出生時，宇宙的能量就已決定了許多世間的因緣聚合，對於學習禪修靜心者而言，每一個細胞、組織，包括地球，都發散出無數的能量場。

「能量」是屬於人類在物質界抽象又實際的身心健康補給站。所有具療癒能力的人，都是在宇宙的頻寬軌道上接收與擷取宇宙能量，而來進行療癒的。每一個人發出的思想、念力，都是無止境的頻率，當一個人可以一直提升頻率時，就可透過控制自己的思想來掌握發出的頻率，手中也就擁有通往永恆生命的鑰匙，進而掌握命運。

人體與能量如何結合？

我們的身體與能量該如何結合？靈魂與能量之間有什麼相應關係？

有些人不相信靈魂一說，認為人死了的那一瞬間，就和肉身與這一世完完全全的脫離關係，就是一切的結束。若輪迴只是一個怪力亂神的傳說，那麼中華炎黃子孫接受了老祖宗五千年的歷史延傳，與西藏活佛的轉世弘法，不都也變成一派胡言了？

試想，或許反對靈魂說的這些人，腦中的ＳＩＭ卡（記憶卡）在歷經累世的過程中，已有一些不好的記憶體儲存或是病毒（業力）在內干擾。當肉身接收了當下環境的訊息波，就直接啟動到本體能量（人的意識與思考）時，這些曾經類似不好的記憶的訊息波，足以衝擊與振動原始設定（出生的肉身），對於原始設定發出的訊息就產生非常大的負向波。

當能量回流到肉身時，負向意念波的振動，就讓人自然產生不快樂，甚至怨恨感的情緒。因此，不論相信或是不相信，這些空間確實存在著。我們若以開放的心態去探索或接受，就會因自然頻率的搭建，而連結到更多這樣領域的知識與概念，讓收訊者知道。

若要改變自己的健康、人生，就有必要了解，在自己的內建硬體與軟體中，身體這個儲存晶片（ＳＩＭ卡）的機子裡，到底儲存了些什麼東西？

肉身與生命是同時存在的，然而肉身與意識體（靈魂）就不一定會同時存在了，這是什意思呢？以我個人的角度來解釋，肉身中的意識體就是靈魂，當生命結束同時，肉身會漸漸腐化，這時腦中的意識體就該有後續的去向，而這個去向，必須在生命結束前就預先設定建立好，若在生命結束前自己沒有清楚的行前準備的概念，當「人」這個生命結束時，靈魂就會像要被驅趕到另一個陌生國度一般，沒有清楚的未來方向，這將會造成靈魂體的不安與不知所措，就像迷路的人，孤單的站在街角，不知該何去何從了。

離開肉身飄離出去的意識體，就是我們的靈魂。生命存在時，靈魂在身體裡面。也有一派學說認為，靈魂是完全包附肉身的。在生命結束時，因為軀殼已經停止運作，即使意識體還存在，也無法驅動這個已斷電的軀殼。

比如意外身故的往生者，若親人到場時祂們會哭泣流淚，有冤屈情緒；更激動的意識體，會因為想拉起肉身，卻又拉不起停電的肉身時，在意念的掙扎中，這股無形的能量震動了軀殼，導致內部血管因掙扎的氣場爆裂，這時就會看到往生者有七孔流血的現象發生。

其實科學家發現，人類在死亡七十二小時內，聽覺是最慢消失的。而以佛學角度來說，是依照六覺（眼覺、鼻覺、舌覺、身覺、意覺、耳覺）的感覺慢慢消失。

我常比喻身體就像一支空的手機，只要充了電就可以開啟，看到手機內原廠附加的配備及崁入的固定界面，但這支手機在使用時只能查看到手機頁面，卻不能真的用來撥打、發送訊息或使用，這是因為機子沒有連結平台或是沒裝入記憶卡（ＳＩＭ卡），所以無法發送訊息，也無法真實地啟動。

這手機就像是人沒有了靈魂，人的靈魂就像是裝入身體內的ＳＩＭ卡，這樣的記憶卡有強大的容量可輸出與記錄，其中的強大功能是儲存數據與資料及辨識身分，因此靈魂（ＳＩＭ卡）操作的方式和儲存量是必須配合原廠預設的內容（即前世與今生的資料檔案＝儲存在肉身）。

我們使用的肉身，實際上是從靈魂（ＳＩＭ卡）發出指令的，靈魂根據收到的指令，再依照標準規範去搜尋原廠設定的內容（前世的資料檔案＝轉變成今生的習氣），去執行或拒絕所收到的訊息指令。

因此，「生死輪迴」內的業力與福報記錄，是造就來世習氣其中的「因」。若在靈魂記憶卡中存入的是善因，今生的思考模式和生活環境相對的就會比較順利，而遇到貴人的機會也較多；若記憶卡內儲存的是暴力、悲傷、仇恨、忌妒等壞的習氣及惡因（＝軟體中毒了），這就會連結到今生所出生的環境、個性和外在行為。因此在現實環境中，我們就會發現，有人對事物的思考是能接受調整與改變的，有人卻會反應劇烈，或因此有負向思考，連結產生反彈與強烈後座力。

有這些反應的原因，就是曾經（過去世）的習氣驅動這一世的思考，而延伸成為的潛意識表現，因此若要改變自己的命運、要有健康的人生，就需要認真了解自己的過去，在「記憶卡」內到底儲存了什麼檔案？要明白這些心裡的疑問，可透過前世今生的催眠術或找尋正派安全、具有高能量連結的引導師來帶領，就可以輕鬆一窺自己原來的真實面貌。

如何強化自己，讓靈魂跟肉身密切結合

相信靈魂＝明白意識體的力量，接著就可以訓練自己的意念（專注力），將力量強化，練習用心去觀察，體會生活周遭的一花一草一木的生態，或人與人之間的一顰一笑、一舉一動的情感交流，將生活中的感動發掘出來。這樣就可漸漸地讓意識體跟肉身密切結合，相互協調平衡後，產生正向的共振。

所有發明家、創造者讓人類的科技、能源不斷升級，創下新機，人體也應當是相同的道理。

現代養生環保的新紀元已開始，但若只著重於外在的飲食淨化是絕對不夠的，「心靈能量」的填充與淨化，就如同讓生命在每一天，都有了更新的程式，隨時隨地檢測自己內在思考，以及行為所產生的能量是正向或是負向。

若有了痛苦、不快樂的現象出現時，磁場一定是負向的，這磁場將會形成漩渦式的型態，瘋狂席捲整個靈魂，進而讓思考行為在不知不覺中，形成了可怕的連鎖效應。

所以當意識到自己情緒有不正向的反應時，就應該立即停止思考，開始做淨化。比如可以到郊外走走、看看電影輕鬆一下、聽聽調整情緒的能量音樂。更深層一點的方式，則是瑜伽、靜坐、冥想、讀經，運用平淨的磁波把煩躁的心安靜下來，再將這些好的訊息重新灌入。而在做這些動作的同時，原本暫時存留在腦中的負向思考病毒，會因為主動的更新與淨化，在短時間得到釋放，從腦中移除。

宇宙能量體在我們這個軀殼中，一進一出，自動的引氣與釋放，將人體內在所需要的好能量，自動導入肉身與靈魂中。因此每日靈性能量的淨化，是生命過程最神聖的儀式，我們需要帶領自己的肉身與靈魂多接觸善因緣，找尋正能量的方向，完成今生應有的慧命。

「靈性的修持」或「宗教的禪修」都可用來更改、移除腦中記憶卡（累世）所載入的檔案，並可強化轉動身體能量的原廠配備（生命力），去停止不對的中毒軟體繼續發生錯誤的指令，破壞今世的肉身健康與靈性的提升。我們可以多練習靜心來感受天生能量信息場的引動，學習最徹底的淨化，去真正感受「能量」賦予我們的強大力量！

如何維持運用正能量

宇宙中很多萬物看似不動，但都具有能量，比如一杯能量水，它一定是清澈、光潔、溫潤的，這樣的能量會促動我們想喝它一口；在綠茵的草地上矗立著一棵大樹，大樹雖然看似不動，但在日月星辰日積月累的孕育之下，就蘊含了天地之間廣富的能量，看到這樣的景象，則會產生心曠神怡的感覺，這種能量甚至會引動我們想要靠近它；而我們的人體該如何保持高度的能量，才可以維持健康的身心呢？

以下簡單的三個步驟，就是讓軀殼和器官及靈性提升的高效率方法。

①持續簡易的運動

比如多做水療、游泳、森林浴、慢走、靜坐、呼吸法、太極、氣功、平甩功，這些都可以調整身體能量與肌肉運作，過程包括滲透性、感應性、衝擊性的「外在能量導體」來調整體內的能量質，使原有的身體疲憊、疼痛的負能量，藉由持續簡易的運動舒緩平衡，最後達到提升身體能量的目的。這些緩和的運動，建議每天實行一種，也可不定時交替運用。

②規律的作息

人體的天生能量質若要與大自然的能量相比較，顯然是不夠的。但是以中國人中醫學的智慧來提升需要的能量，就是完美的了，怎麼說呢？

從中醫的角度來看，在大地運轉的狀態中，每個時辰、每個週期、每個季節，人體內在的調整都會依照宇宙磁場的運轉（大周天），引動身體這個小循環磁場（小周天），而影響或產生身體器官與身體能量是否協調平衡的狀態。

舉例來說，一天有二十四小時，身體內部的器官與經絡都需要休息、運轉、再生的時間。粗略的看全身，一天中，每二個小時就等於是給一個器官的循環排毒機會，如此一一循環，每一時辰都會有一組經絡在進行身體器官的能量修復及細胞再生、排毒、養氣的工作，所以從一天來分析，就有了十二個時辰、十二條經絡。

比如膽、肝經就是輪到晚上的二十三時～凌晨三時開始運作，人體在這段時間內順應宇宙磁場及身體的大小周天來配合，讓肝臟和膽能在這個時間好好發揮排毒與供血的運作，讓血液循環與帶氧功能提高，好細胞就會輕鬆再生。但若錯過這時間，器官因為得不到應有的對待，便將排毒的工作停了下來，若不改善，最後就會導致器官因毒素的長期累積而受到干擾破壞，輕微的發生疲憊倦怠、抵抗力降低，嚴重的就會引起病變。

因此，若能努力要求自己運用大磁場循環，來調整身體每天的經絡排毒運作，利用身體能量的本質去吸收大自然的能量，並藉由自然界的負離子宣洩體內過多的正離子能量，讓全身充分享受負離子的能量，能量平衡後，自然能保持神清氣爽，全身舒暢的狀態。每天加強身體能量的平衡，激發身體與大自然共振，是增加和維持能量的好方法，當然，想要擁有一個健康的身體是輕鬆可得的。

③高能量飲食

「吃」是維持身體能量平衡最基本的方法，但要吃些什麼才是「吃」對了呢？首要得先明白自己吃進去的東西，吃對了身體能量倍增，吃錯了身體細胞被毒素拘禁，病痛纏身的現象就會大大提升。

國外有一派團體「二十一天靈療」，強調的是人可以長期不吃不喝，發起者是賈思慕黑（Jasmuheen），在她的著作裡面提到：「我們每個人都是光的本質，所以只要有意願，每個人都可以直接透過光來餵養自己。」到目前為止，這團體分佈全球，在澳洲大約有數百人，德國有數千人，根據二〇〇七年十月十五日統計，世

十二經絡與器官氣血運行時辰對照時刻表

十二時辰	對照	十二經絡
子時	23：00～01：00	足少陽（膽經）
丑時	01：00～03：00	足厥陰（肝經）
寅時	03：00～05：00	手太陰（肺經）
卯時	05：00～07：00	手陽明（大腸經）
辰時	07：00～09：00	足陽明（胃經）
巳時	09：00～11：00	足太陰（脾經）
午時	11：00～13：00	手少陰（心經）
未時	13：00～15：00	手太陽（小腸經）
申時	15：00～17：00	足太陽（膀胱經）
酉時	17：00～19：00	足少陰（腎經）
戌時	19：00～21：00	手厥陰（心包經）
亥時	21：00～23：00	手少陽（三焦經）

界上大約已有八千多人安全度過，也做過這個不吃不喝的試驗。

東方佛家的修行有閉關和閉穀[1]。道家的修煉有辟穀，是養身的一種方式，也是對於修煉文、武者的另一種迅速調氣提升功力的一種功法。

我個人在二〇一三年修行鍛鍊的最高紀錄是長達四十九天的斷食（辟穀功），自然辟穀是通過靜心後內氣充足，自然不思飲食，有時喝點水即可，這是古人常用的一種養生、提升內力的方式。

此篇是在談論如何吃才能吃對食物，太重視飲食的人是較無法控制口腹之慾的，若是無條件、無止盡的吃，盲目、無知覺的吃，則身體必須挪動大量能量集中在消化器官上，這樣的人，在能量與靈性上和生活的覺察力都會比較低，對世間的領悟力相對也是低的。這樣的飲食所換來的，只有全身的器官疾病，讓自己與病魔共舞，得到的是先樂後苦的日子。

在擇食中需要了解日常生活上所吃進肚子裡的食物，涵蓋了食物的產地、栽培、製作、保存、運送的方式與條件，另外再依自己體質需要來選擇適合的食物，才是最佳的飲食方式。（詳細的高能量食物請翻閱第五章）

能量光譜

靈魂學強調人的身體是一個發光體，並不斷做能量的精進，了解如何加強身體能量體的光亮度。生物學家也證明，人身體所有的細胞確實都散發出光芒，即所謂

❶——「閉穀」就是斷食，讓人體進行自然排毒。源於先秦，流行於唐朝，又稱卻谷、去谷、絕穀、絕粒、卻粒、休糧等。佛家修行中有定時、定期的功課和專門的修煉方法，修行者進入禪定時不吃不喝，閉穀斷食，短則七天、二十天，四十九天，九十天，長則數年，甚至數十年。

的「生物光子」，所以每個人都是會散發光的質體，所發出的光的頻率愈高就愈和諧，身體的細胞及器官也就愈健康。

生活中，不順心、不如意之事在所難免，免不了會動肝火，從中醫角度來看，不論為小事或大事動肝火都是不智的，因為「怒」就會傷到我們的五臟六腑，害了心、肝、脾、肺、腎經脈的運作功能，如果這是經常性的狀態，就會導致臟腑充滿淤氣（如同碰撞過後手腳淤青一樣），這些因憤怒而導致阻塞的「氣淤」沒有在適當時候散掉，就會阻擋臟腑細胞正常的循環運作，變成外顯疾病的症狀發生，這些疾病就是停滯未散的淤氣所致。

人之所以會生病，追溯根源，大部分都是來自於不良的心理情緒累積所造成的病徵，這些不好的磁場及虛弱的能量，就是後續疾病的導火線。

《黃帝內經》[2]中記載，若身體情緒起伏大時，要知道舒緩與調劑內壓的方法，才能平衡修復破裂的氣場，生一次氣就等於是毀一次自己的健康！身體有固定疼痛或不適時，大部分就直接到醫院看病了，但是到了醫院也不一定可以馬上查到病因，往往醫療院所會以頭痛醫頭、腳痛醫腳的方式來應對。

目前醫學上的檢測儀，並無法精密察看細胞一開始發生異狀的情形，但是身體感測系統是非常敏銳的，當身體稍有變化時，體內的警衛（免疫系統）馬上就會啟動防禦系統，就像在氣溫變化時，身體會以打噴嚏的方式將寒冷氣體排出體外，警告我們要注意身體保暖；或早上起床，鼻子過敏鼻水流不完，很多人多半是放任它，萬一忍無可忍就用抗組織胺、抗敏劑藥物來解決現況。其實這些現象都可以自然的方式讓它漸漸好轉，若多用些心去看看所接觸的周遭環境以及生活方式，就會明白很多發生的原因了。

❷——現存最早中醫理論著作，成書約在戰國時期。

自然醫學與能量學的研究，可讓我們早期即得知身體發生疼痛的原因，並藉由各式量子儀器或光譜儀察看脈輪、氣場、能量的大略走向，從光譜的色彩來分析、發現疾病整體狀態。

疾病會造成身心上的恐慌，若是發生週而復始、情況不明又找不到病因時，的確會讓生活受到無形的壓迫。但是人們往往忘了，最了解自己身體的人應該是自己，若我們不反觀、自省，修正所作所為，而一味的把維護健康的責任丟給陌生的醫師來處理，若剛好運氣差，或許就影響了身體恢復健康的時機。

我們應該提高對醫療保健和身心環保的基礎概念，讓自己的生活能有清晰純淨的能量體引導，使得身體機能規律，更讓自己遠離「疾病」的干擾。

案例——被負能量反噬的人

已婚的美鳳來找我時，告訴我說：「老師，我每個月都為了生理期的問題煩惱和害怕，因為生理期來的前一週，我就開始下腹部抽痛、頭痛、胃痛，生理期期間，有時還會大量出血、昏倒，或劇烈的腹部絞痛、噁心、嘔吐，苦不堪言，嚴重時還要住進醫院輸血；而平時幾乎每天都會固定頭痛，身體常常不定期出狀況，讓我感到非常的恐懼害怕。」

我問美鳳是否有到醫院做過詳細檢查，美鳳說：「找老師之前已看過十多家中醫，中醫只說氣血不調、體虛，我也去了各大有名的醫院做過全身性細微檢查，但是西醫都沒有看出任何異狀，平常就開了鐵劑和止痛藥給我吃而已。」

當下我請美鳳站起來讓我掃描她的身體，我用與生俱來的X光眼從頭到腳掃描美鳳全身，發現美鳳頭頂上有著半圓形像棉花感覺的咖啡色氣團、胸口中央凝聚了一團如烏雲般的黑氣，並延伸至喉嚨側邊，暈出了紅色光暈，腹部有著彈珠大小的紅色點狀淤點，還穿透了腰椎。

我冒昧的再問了美鳳的家庭生活，美鳳也不避諱的提及有一個中風的婆婆，還有一個年幼的孩子要照顧。丈夫因工作壓力大，導致慣性酗酒，最後讓工作不保，整個家庭的經濟重擔都由她扛，造成她在精神和生活上很大的壓力；她也曾與丈夫溝通，希望他能改變個性好好去工作，卻也因此常發生口角。

丈夫不但不關心美鳳的身體狀況，美鳳更發現丈夫還外遇了，真是雪上加霜。對美鳳而言，整個家已陷入一片愁雲慘霧中，這幾年來身體出了問題，丈夫對家庭無責任，她擔心自己若真病倒了，家中婆婆和三歲的孩子就無人照顧，可是她已身心俱疲，活得好累！

經過美鳳這些敘述後，可以清楚分析出，她的病大部分是因生活壓力及無法解決的問題，引發自律交感神經失調，延續了新陳代謝和賀爾蒙失調等連帶性的症狀所造成的。從我的X光眼看到的這些光暈，分析美鳳的能量場是完全處在失衡的狀態，以我多年的經驗，從光暈的分佈及擴散點可解釋出其中的原因。

這些氣團是屬於長期淤積在體內的負磁場，經年累月延伸到身體上所顯現出的能量破裂狀態，這是導致生理循環亂序的負向磁場呈現，一般人可透過自然醫學中心或坊間尋找得到的克力昂靈光照相機❸，經由拍照後看到自己的能量光譜走向。

美鳳胸口心輪這團黑氣是心理上累積的痛苦、壓力集結而致，延伸至喉嚨，是因為生活上有太多有口難言的困難而形成火燒喉的氣場，因此「喉輪」失去正常磁

❸——克力昂靈光照相機可證明，人體在拍照後可顯現出此人當下的能量與健康狀況，而新鮮蔬果也會發出光與能量的光譜。

場的運作機制，導致甲狀腺功能失調病症發生。

腹部點狀紅色的淤氣，是因憤怒造成的經血逆流膨脹爆發的大出血，也是夫妻關係失調中典型的「臍輪」或「海底輪」磁場破裂生理現象。

於是我告知美鳳，老師眼睛已掃描確認她目前身體、子宮和其他器官，並沒有長腫瘤或癌細胞的病變，請美鳳安心。接下來並協助美鳳做了催眠的調整，放鬆她腦部緊繃的狀態，以及幼年時父母離婚對她造成的心靈傷害（這讓她因此對婚姻家庭上有說不出也解不開的心結），並在這當中修補美鳳幾個脈輪破損之處，使之恢復完整，讓美鳳能藉由些許的外力幫助，讓身體的正能量升起。

美鳳經過催眠及脈輪的調整後，氣色和情緒好很多。過了一個月，美鳳的先生發現太太不太一樣了，私下打電話找我探個究竟。在與我的談話中，我不動聲色的引導美鳳的先生，讓他說出長期放在心中的心事，觸動了內心深處的枷鎖，一個大男人就這樣卸下心防，哭了……一次又一次，情緒也得以宣洩，可見他心中的委屈是無法形容的沉重。

經過二個半月，美鳳打電話來，高興的告訴我說：「老師老師，我先生居然願意去找工作，也被這家外商公司錄用了耶，已經上班一個多月了喔！還有，我經常性的生理期腹痛、胃痛，經過催眠和氣場整合過後，很神奇的，在不知不覺中也消失了呢。老師，我還要非常的謝謝您，我先生在這段時間常常有意無意的為之前對待我的態度向我道歉，還要我原諒他！老師，我真的好感恩菩薩、感恩您，在我人生走到絕境時，為我點了一盞燈。」

美鳳很愛她的先生，當然會原諒他一時犯的錯誤，夫妻本是同林鳥，應相互體諒的，美鳳因為她的純真與善良，相信了自己、也相信可以改變命運的力量，她的世界現在變得如此美好，就如她所說，生活上所得到的一切，都要懂得感恩。

常常生氣的情緒，能量環的氣場是黑色的，帶著這樣的氣場走到哪兒都會不順的。但若是一個每天帶著笑容的人，心裡永遠存著幸福感恩的想法，走到哪兒都一定會吸引幸福的氣場到自己身邊。

故事中，美鳳就是因長期內壓的憤怒及哀傷情緒引爆出疾病，情緒就是導致後續疾病產生的癥結點，要治癒心理引發的問題，解鈴還須繫鈴人，是需要自己學習「願意」放下執著糾結的人、事、物，而帶領者更要細心的反推病患起因的根源，引導病患勇敢面對、釋放自己內心深處耿耿於懷的事件，病患需要的是心靈上的關注與傾聽。

風、寒、暑、熱、濕所致的疾病，是可用醫藥來修復的，但世間有些病痛不是用藥物可單一解決的，心靈上的創傷，是氣場能量體的破損，所引發的問題就需要有耐心，持續做能量淨化，讓全身的經絡通暢，當能量體正常運轉了，我們的身、心、靈就可以回到最早的根源——純淨。

用「靜心」連結宇宙氣場來調整意念磁場，擴充眉心輪❹與頂輪❺能量體，將過去及現在一切的糾結拋開，明白所有的「糾結」都是會造成本體能量環氣場的破損，用正向的意念去面對自己的真實的生活。

世間沒有任何人「必須」為你做些什麼，而是應該問問自己這一生能為別人做些什麼？

如何豐富自己的生命，好好善用自己的生命，照亮需要溫暖的人……

❹——眉心輪（Ajna）位於雙眉中央，是直覺座落的位置，內分泌腺體聯結到眉心輪的是腦下垂體，打通了的眉心輪使我們能看見能量與振動，是最為人知與靈性連結的脈輪。

❺——頂輪（Sahasrara）是所有能量中心與三條脈絡會合的地方，當能量上升時會直通頭頂天靈蓋上方，若此點打開便可得到自覺，若能持之以恆經常練習，身體的能量中心也會逐漸得到清理。

能量光譜顏色的意義

這些由身體所發出的能量光環，反映出我們內在真實的情緒，是完全自然、自發的內在心靈語言。

我個人所看到的能量不同於坊間能量檢測儀的色彩光環解釋，這裡的能量光譜是針對身體內外圍磁場流向跟身體交錯的共振後，所記錄出的個人健康狀態，每個氣團顏色有時是單一色，有時是混雜在一起的顏色，每種氣團的顏色、濃度深淺不一，但都與身體健康有絕對的對等關係，而氣團所停留的位置與思想意念，與疾病的輕重都有密不可分的關係。

能量光譜中的能量分析

①紅色氣環：頂輪泛紅光，屬於物質主義、物質至上、容易激動的人。

停留凝聚的器官部位解釋為——燥動、憤怒、發炎、生氣、疼痛、受傷激烈的負面情緒，需要強烈的愛的狀態。

②橙色氣環：頂輪泛橙光，屬於會控制欲望，具有快速變換想法的人。

停留凝聚的器官部位解釋為——需要家庭、需要溫暖、需要關懷、需要溫順的對待。

③黃色氣環：頂輪泛黃光，屬於可開發性很高的靈性，容易快樂和滿足的人。

停留凝聚的器官部位解釋為——需要無牽掛、需要金錢、想要快樂、想要輕鬆、想要玩樂、物質慾望多的狀態。

④綠色氣環：頂輪泛綠光，屬於具有寧靜的能量，有天然自癒能力的人。

停留凝聚的器官部位解釋為——需要寧靜、需要信心、需要權力、需要地位；是坦率、是自私、是勞累的狀態。

⑤淡藍色氣環：頂輪泛淡藍光，屬於具有生命力，是容易放鬆神經系統的人。

停留凝聚的器官部位解釋為——有創造力、有信仰、需要光明、需要自由；是正向、是和平、是恬靜的狀態。

⑥紫色氣環：頂輪泛紫光，屬於靈性訊息感應細膩的人。

停留凝聚的器官部位解釋為——鑽研宗教、鑽研智慧、鑽研創意；是和諧、是崇高、是正向的狀態。

⑦白色氣環：頂輪泛白光，屬於淡定者，是容易放下、放空的人。

停留凝聚的器官部位解釋為——宗教、靈性、理智、誠實、很自由、無干擾、思想純淨的狀態。

⑧金色氣環：頂輪泛金光，屬於具有強大特殊的意識能量在保護，有治癒能力，已超脫精神意識，可開發靈性者。

停留凝聚的器官部位解釋為——很自由；是崇高、權力、地位的狀態。

⑨灰色氣環：頂輪泛灰暗光，屬於陰暗灰色思想，並會壓抑自己想法的人。

停留凝聚的器官部位解釋為——矛盾、昏沉、負面、放空、不在意、無所謂、不知所措的狀態。

⑩棕色氣環：頂輪泛棕光，屬於物質主義者，但在精神面是容易不安、混亂、消極的人。

停留凝聚的器官部位解釋為——缺乏金錢、容易煩惱、不願負責任、生命晦暗的狀態。

⑪黑色氣環：頂輪泛黑光，屬於思想黑暗面、不樂觀的人或重病者。

停留凝聚的器官部位解釋為——很孤單、很痛苦、很無助、很羞愧、負面、生命黑暗、很想死亡的狀態。

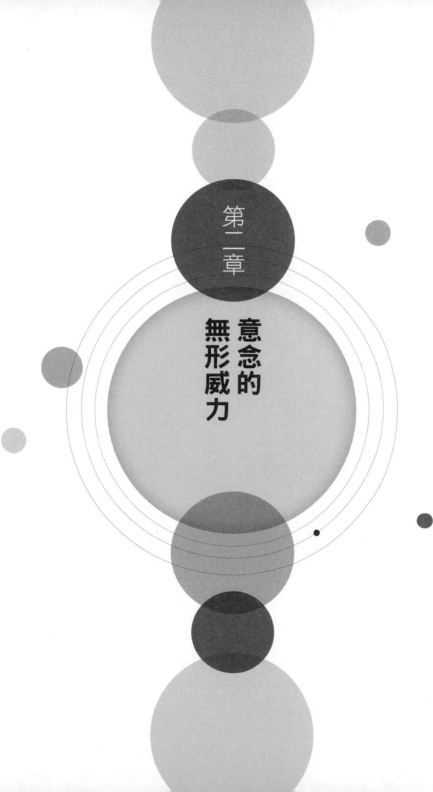

第二章

意念的無形威力

意念的無形威力

人類長久以來一直在探討宇宙的起源，也一直在找尋「意識」的本源，是有了宇宙才產生意識？還是兩者共同產生，慢慢演化成訊息場？這些追本究源的思考不斷重複出現。我們要有一個正確的觀念，那就是宇宙中的所有生命體，都來自於能量的組合，人類的身、心、靈，都是由能量組裝而成的。

現代人不但有工作壓力、社會包袱的壓力，還會給自己再增添其他外在的壓力。根據心理學家統計，單一情緒問題導致身心失調引發的疾病，就有上百種症狀了；而情緒的產生，是因我們對事物的無彈性價值觀有所執著，而導致情緒上的起伏變化，引起由內向外的疾病。在科學家的研究裡強調「物質決定意識」，就像人的手被火燙傷後，才會感覺到痛，被針刺入皮膚後，才會有尖刺疼痛的感覺，而在一般無經驗情況中是不太容易憑空想像、無中生有這個「痛」感。但在科學實驗中，卻發現人類天生就具有的「意念威力」，是可將心中假想的事物或身體的健康狀況，經過意念的想像，轉變成物質界真實發生的情況。

在科學實驗中，神奇的事是經常發生的，美國心理學家做了一個讓人產生心理障礙的實驗，他們對一位殺人犯（實驗對象）做「意念的想像人體測試」，過程是：當獄官帶受試者進入屋內時，這時從空屋的另一個房間傳來陣陣慘叫聲，而科學家冒充的獄官告訴受試者：「你殺了人，無視於被害者的苦痛和恐慌，現在這個懲罰，主要是看你們這樣的人能忍受多少疼痛和極限。」

說著說著，就打開了這個發出慘叫聲的房間窗戶，讓這名罪犯觀看整個行刑（實驗）過程。罪犯透過窗戶玻璃看到一名男子眼睛被矇上一條黑布，身體和雙手也被牢牢捆在椅子上，旁邊有一個燒得火紅的爐子，裡面放滿了燒紅的炭火，而行刑者用火鉗從爐中夾出一個被燒得通紅的硬幣，然後把這枚硬幣放到這名男子的手臂上，聽到「嚓」的燒灼聲，同時也傳來一陣淒厲的慘叫，這個人的手臂上起了一縷輕煙。

實驗結束後，坐在椅子上的男子被鬆綁並狼狽的走下來，表情痛苦地扶著那被燒傷的手臂，而這個殺人犯（實驗對象）在窗戶這頭，清楚看見了這名男子的手臂上有一個硬幣大小的傷疤。

這名罪犯連續看了幾個相同的實驗（他以為是行刑），最後要輪到他坐上行刑台，科學家將殺人犯帶到房間（試驗室）中，一樣將他牢牢捆綁在椅子上，在他眼前從火爐中夾出一枚同樣燒紅的硬幣，再用黑布矇住他的眼睛說：「我現在要把這枚硬幣放到你的手臂上，你來感受它在你手上有多痛吧！」這時殺人犯突然感覺到有一個熱物落在手臂上，隨後感到一陣椎心刺骨的疼痛，接著就淒厲的慘叫起來。

同時科學家發現，殺人犯的手臂上居然出現了一個硬幣大小的三度燒傷印痕。

這一連串的實驗其實都是科學家為了驗證「意念的想像」而造假的實驗，其他罪犯燒傷、慘叫都是獄中員工裝出來的，真正的實驗對象只有這一個殺人犯而已，而科學家放在受試者手臂上那枚硬幣的溫度，其實也只有稍微加溫到四十一度而已，根本不可能造成燒燙傷的狀況。

然而這個三度燒傷的疤是從何而來的呢？科學家依照基礎理論推論，認為是「人類精神集中的現象」，也就是這個受試者集中恐懼意識時，身體肌肉會自動產生熱度，與硬幣接觸後經由觀看的刺激，這「意念的想像」加上恐懼感，快速產生催化作用，就讓自體局部大量加熱，體溫升高而變成燙傷。

這個實驗的結論是，科學家認為是精神改變了肉體上的變化，物質與肉體只是精神的一種工具而已。基於這個道理，美國著名心理學家馬丁•加德納（Martin Gardner）非常反對告訴癌症患者實際的病情，據加德納的調查，在美國六百三十萬死於癌症的病人中，有八十%是被眼見、耳聞及周遭告知的經驗給嚇死的，剩餘二十%才是真正器官衰竭病死。

在諮詢案例中，其實有很多都是自己的恐懼外加「意念的想像」影響了思緒，而導致身體病症的發生。

案例——**不可承受之痛**

三十多歲的筱雯，長期以來會三不五時的突然昏倒、發抖，或是莫名產生恐懼而哭泣，找遍各大名醫皆束手無策，來找我時已無法獨立行走，必須由她丈夫攙扶才行。她的眼神渙散呆滯，無法對焦，四肢冰冷、口微張，身體會不由自主的抽動。

我觀測筱雯的氣場能量流向，發現有黑氣團包覆在頭部，氣場淤積嚴重，導致她頭部時常劇烈疼痛，無法思考且又無法入睡，胸腔也發現了黑色和紅色的淤氣，這是導致胸悶隱隱作痛且氣接不上來的原因之一。光這兩大區塊就可讓一個人產生極大的不適感了，更何況是已拖延了一兩年的病情。

我徒手用灌氣的方式，暫時排出筱雯身上積存的淤氣，然後再以能量精油和音波共振與遠紅外線的熱能等多項震動傳導，來解除筱雯當下的不舒服，提升身體的能量質。當灌氣結束，筱雯就能開口說話，她說想躺一下，想睡一下了，因為無法與筱雯多談些什麼，所以我就詢問她的丈夫偉忠，想了解這段時間家中發生的狀況。

身體氣場的淤氣，不會自己突然冒出來，我查出筱雯身體負能量場的最初來源是在醫院，便問她丈夫偉忠：「在筱雯生病前是否有長跑醫院探視病人的狀況？」

偉忠想了一下回道：「有耶，筱雯的母親兩年前因乳癌病逝，她非常孝順，母親生病時，對母親的照顧無微不至，因為做化療，母親的胸部皮膚都已燒灼潰爛，她常因母親的疼痛自己也暗自哭泣，最後癌細胞又轉至頭部，我們不知所措，只好依照醫師指示做了化療，但媽媽身體虛弱，經不起這樣一而再再而三的醫療摧殘，療程還未結束，人就撒手離開了。」

經過偉忠這一番話，我已尋得一絲線索，我接著再問：「筱雯在母親過世後，生活有什麼樣的改變嗎？」

偉忠回說：「丈母娘過世到整個喪事辦完，我太太還難過了好幾個月，吃不下也睡不著，一個人靜下來時就掉眼淚，筱雯的父親在她很小的時候就過世了，媽媽一個人帶著她和弟弟四處打工賺錢，也沒有再嫁，孤兒寡母就這樣相依為命，筱雯還說我們現在環境好了，要讓媽媽開始享福過好日子了，萬萬沒想到，媽媽會突然這樣病倒，連盡孝的機會老天都不給，筱雯非常自責，就這樣無法自拔，每天想、每天哭，身體也就這樣倒下來了。」

聽完偉忠的敘述，我已了解筱雯病情的起因，是因傷心過度，在無知覺中潛意識用了「意念的想像」，加上愧疚感的催化作用，將母親的病徵，用類似模擬的方式移轉到自己身上來懲罰自己，以彌補對母親未盡到孝的遺憾。

偉忠聽完我的分析後覺得真的有一些道理，心理治療遠比身體治療來的深入，於是我們約了幫筱雯母親超渡的日子，讓筱雯能親自參與把母親送到佛國淨土殊勝的超渡儀式。

在這期間，因為需要為往生者念誦很多經文，我跟筱雯提及是否需要別人協助幫母親唸經？筱雯為了盡孝道，讓母親的靈體不再苦痛，非常肯定的告訴我她要親自為母親做這些，但是我嚴肅的提醒筱雯說：「你要幫母親唸經是非常好的，但不是有念就好喔，重點是一定要母親能收的到，但是以你現在的精神及身體健康狀態，似乎照顧自己都有困難了，如何將滿滿的愛和能量寄送給媽媽呢？」

說到這，筱雯的眼睛亮了一下，從老師的話語中似乎聽到了什麼？筱雯振作起精神，仔細的問了我：「老師，你是說我幫媽媽唸經的能力不夠，是嗎？那我該如何把我對她的關心和愛誦到她手中呢？」筱雯開始有反應，且急著問。

我回說：「你要開始吃些營養的東西，而且每天練習慢走讓體力恢復，不可以再這樣奄奄一息，如果你持續這個樣子，就算是唸經給媽媽，媽媽也會收到你這病奄奄的氣場，想要好也難。」

筱雯聽到這些，坐在那猛點頭，說她懂了她懂了，她終於可以再為媽媽做些什麼了。於是筱雯從跟我談話後的那天起，生活有了目標與寄託，偉忠看著太太努力想讓身體復原，真的有努力的吃與鍛鍊身體，身體狀況也一天比一天進步，直到超渡的那天，再度看到這對夫妻時，只能說是判若兩人，兩個人的氣色皆紅潤起來了。

在超渡儀式結束後，偉忠忍不住問我一些話：「老師，唸經真的這麼神奇嗎？筱雯自從上次來，知道可以幫媽媽唸經超渡後，她的病似乎就在這瞬間好了，這段時間看見筱雯的精神和體力慢慢的恢復，我真的好高興！」

我回答偉忠：「心病還要心藥醫，老師只是看到當時的筱雯如行屍走肉一般，經過一番了解，明白筱雯太愛母親了，是思母心切及自責過重造成的『精神改變了肉體上的變化』，產生精神與情緒負向效應，導致出肉眼看到的病態現象。」

前述提到的美國心理學家加德納，也再次實驗做「集中精神的意念想像」會發生多大的人體效應？因此重複運用了之前的心理實驗，他冒充獄官將一名死刑犯帶到刑場，把罪犯雙眼矇上黑布，身體和手腳綑綁後躺在床上。

加德納對罪犯說：「我們將以放血的方式執行你的死刑。」說完後執行者用木片（模擬刀片）在罪犯的手腕上劃了一下，接著再把一旁預先準備好的水龍頭打開。罪犯雙眼矇住，動彈不得的躺在床上，水的滴答聲讓罪犯誤以為是自己在滴血，這就是「意念的想像」加上恐懼感，快速對身體產生催化作用，因此沒過多久，這名罪犯就心臟麻痺死亡了。

這個實驗清楚的看到了人性的死角，人與生俱來就具有「掌控力」的思考行為。

怎麼說呢，人生下來就喜歡有自己的思考方式，比如小孩會有自己的想法，當父母不如他願時，小孩就會哇哇大哭，若長期的抑制，小孩會變得被動、沉默、不活潑；若是動物，一隻自在的小鳥，把牠從野外抓來關在狹小的籠子中，一開始小鳥可能還會努力拍打翅膀，想要衝出籠子得到自由，但是當試得頭破血流時，小鳥就放棄了求生的本能，最後關久的小鳥，即使再放出來，牠也飛不起來，甚至一段時間就死亡了。

當「掌控力」被剝奪時，心理會陸續出現恐懼、慌張、消沉、放棄等精神上的反應，最後會因為負向意念包覆，而自動改變了身體的變化。加德納的實驗就是運用了人類大腦的意念波，驅動了身體潛在的能量，讓死刑犯在被執行死刑前，身心靈包覆了恐懼的意念，又將死刑犯的手腳牢牢綁住使他動彈不得，在失去了「掌控力」後，心理就開始出現自我放棄的因子，所以當科學家開始行刑後沒多久，死刑犯再聽到水滴聲，他的生理就會對生命發出「放棄」的指令，死刑犯的心臟就執行生理的指令，而自動停止了。

加德納表示，精神是生命真正的主力橋樑，若從精神上去摧毀一個人，這個人的生命很快就變形了。這些科學與醫學共同並用的實驗，都是經過有形物質接觸，再由大腦反應出生命中曾經的經驗，並複製了這樣的情緒與感覺到我們的身體反應中，最後大腦會自動產生恐懼因子，透過腦部的意念想像，就將實際的感覺擴增擴大。

由以上之科學實驗可了解，人類的精神意識可改變物質界之物質，甚至肉體生命，意念波無形的威力可引動出的意念，是可以提升我們的生命力與高度能量體的結合，但它亦可停止、摧毀生命的繼續運作。

若多練習使用正向意念波的傳導引動，可以影響很多假像表態的事物，可使正向的磁場強力運行，尤其是自己的健康，若能主導自己的意念在這廣大頻寬中接收更多更好的「意念的想像」，來強化我們的載體，如此一來，身體的磁場就會因此提升，達到活化與再生細胞，而可以療癒自己的效果。

腦袋瓜裡的祕密

大腦的潛能無窮無盡，世界上公認最聰明的人愛因斯坦（Albert Einstein，1879～1955），去世前他在遺囑中寫出，過世後他的遺體不希望被拿來研究、解剖，希望後代可以直接將他埋葬。但是當時在普林斯頓大學附屬醫院的病理科醫生湯瑪斯．哈維，還是偷偷的取出了愛因斯坦的大腦，並切分成二百四十塊來研究。

加拿大麥克馬斯特大學懷特爾森（Sandra Witelson）教授，也研究了愛因斯坦的大腦，發現愛因斯坦大腦的開發程度也只有十三％左右，僅比正常人高出一些。

人們日常使用的大腦細胞僅為總腦細胞數的一％左右，尚有九十％的大腦細胞處於停滯狀態。通常人一生腦部開發的比例，大約只有五％～十％之間。大腦是需要多使用，腦細胞活躍的數量就會愈多，人也就愈聰明，反應更快；反之，若不喜歡用腦的人，腦細胞就會依照年紀的增長退化，反應會愈來愈慢。

據調查統計，七十歲的老人，若在年輕時的工作需經常性的思考用腦，與同年紀但在年輕時做較不用腦工作的老人，其退化程度與失智的機率少了近二十％，因此大腦皮層所受到的刺激時間較長，其退化的時間點也會較晚。

思維一定是來自於大腦嗎？在美國維吉尼亞州有個出生就無腦的嬰兒，他整個顱腦只是一個水囊，醫生斷言他活不了幾個星期（這也是醫學上統稱的「水腦症」），可是事實上，他快樂的活了五年，這五年中他喜歡看電視，還會隨著電視節目有趣的情節發出咯咯的笑，醫師群都覺得這現象太不可思議了。

一般人認為，人的想法完全來自於大腦，認為人的各種思維、意識或感受，是大腦的思考產生的。而這個無腦嬰兒的意識，又是來自於哪裡呢？

人的大腦在缺氧幾分鐘後，腦細胞就會徹底死亡，不過醫學中也曾發現例外的情形。

另一份早期報導源自於德國，一次特殊的車禍，受害人的身體已嚴重破碎並當場死亡，但頭部卻完好無損，在很久都無家人認領的情況下，由於亡者幾乎已無身體，因此醫生就把這顆完好的頭顱留下來做其他科學研究，而頭顱在離體後（死亡後）的七十六小時內，卻一直發出正常活人腦部才有的腦電波，三天後，頭顱發出的電子信號才逐漸的衰退。

醫師研究中看到頭顱在沒有氧氣、沒有血液供給的情況下還能繼續運轉，這是什麼原因？如果是中國人，肯定神怪之說就上演了，人沒有了基礎的生命體卻還有訊息存在？這些狀況若用宇宙中的訊息來解讀，是代表什麼？

若以能量學角度來解釋，人的精神現象跟肉體並沒有必然性的連結，精神在肉體內是可另外獨立的，也可比喻成是另一個自由生命體，就像靈魂一樣。這樣的狀況我個人把它解釋為，意識和大腦並不是一體的，意識是可不附著在腦中，而獨立在頭顱內的一個訊息中心。

IQ與EQ的戰爭

人生下來其實有兩套學問需要學習，一套是生存的學習，另一套是生命價值的學習。

台灣的教育強調的是「生存競爭」，而忽略了栽種「生命的價值」。因為沒有機緣學習，許多人是碰到了人生關卡時才覺醒懊惱，因此也有人在背負了多重的壓力下，發生許多遺憾的事件。我們一定要學習明白這一點，「生存的機緣會改變，但生命價值是永遠不變的」！

原生家庭的種種是塑造一個人的原始工廠，人的思考行為絕大部分是從胚胎期就鑄鑿下來的，不論是健全家庭長大的、阿公阿嬤帶大的、單親家庭、育幼院成長的，這些都是經由後天環境雕塑成長的過程。

原生家庭的後天培育是完成訂定一個人「人格特質」最後發展的趨向，因此每個人的成長經驗，都是從原生家庭中得到的，足以影響一個人一輩子對生存的感受方式，及對生命價值的定義。

既然原生家庭的種種是塑造一個人的原始工廠，所以聰明與否就是先天所擁有的。但是聰明的人不見得就一定是成功者，這又是為什麼呢？

ＩＱ與ＥＱ到底哪個多、哪個高比較好？統計中顯示，孤獨的孩子測試ＩＱ的指數通常都非常高，一般資優生或在人群中的佼佼者大部分都是ＩＱ高的，其內在的企圖心和競爭心會比一般人強。因此外在成績表現就會是優秀的，也常發生在表達互動上較會將個人的情緒放置在內，有時是習慣，甚至也影響了他人的情緒。所以ＩＱ高的人成就不見得一定好，原因就在於主觀意識通常都很高，也較不願意接受別人的意見，與別人的想法相左，人際關係及溝通能力就會比較吃力。這樣即使再聰明，也會影響學業及工作上的成就。

ＥＱ高的人意味著自信強、容忍度和內在彈性空間較廣，性情較敦厚，樂於助人，較有包容心與愛心。

而「ＥＱ」與「ＩＱ」有什麼差別呢？簡單來說，ＥＱ是「感性」，ＩＱ是「理性」，也可以說「ＩＱ是用腦」做事，而「ＥＱ是用心」做事，這只是顯現一種人的特質與價值觀的總結。

ＩＱ與ＥＱ兩者相較，ＩＱ是先天的細胞組成的聰穎，ＥＱ是屬於後天養成訓練的，就像人常說的，個性絕大部分是後天打造出來的。我們若能在一生當中努力學習填充自己，填補缺乏該有的知識，另一方面，也能兼具修身養性，多接觸真、善、美的事物，用心去看這個世界的美好，提升自身感受造物者給予的生命價值，用常觀、常想、常感恩的心，在覺知中提升，把這顆難得的心放置在自己的身上，點燃你的生命火花，便不枉費老天給予的生存學習，塑造自己的永遠價值。

如何開啟腦中的意念開關

宇宙的真相到底是什麼？人體的肉身與意識，到底是誰在操控誰？

八十年前，科學家發現了原子，認為原子是物質裡面最小的基本物質。再經過了八十年的研究，科技不斷進步，又得知原子不是最小的，原子是可以再分裂，而分裂之後又看到原子核、電子、中子，這些都還可以再分裂成粒子，粒子又還可以再分裂……這樣的分裂情形就是宇宙循環、創造的真相，人類的進步與進化，也是經過了幾千萬年的分裂才演變成現在的樣子。

科學家研究特殊感應能連結宇宙訊息場（俗稱「特異功能」）的人，對於這些可接收和發送訊息的人，有極大的好奇心，想知道這些有超能力的人，身體在這大磁場中所對應的頻率，與常人之間的差異是在哪裡？

我曾在多年前也被竹科內的研究人員，帶進他們神祕的實驗室中，在實驗室內參與了非常多精密的探究，「研究者」那顆充滿極度好奇的心，讓我感覺到他們甚至想把我的腦袋剖開來一探究竟，了解我腦中發生的狀態。

人的精神和肉體是屬於各自存在的自由生命體，也就是說，靈魂與肉身本來就是分開的，由於需要物質界的某些能量，所以靈魂又必須載入肉體，進行二合一物質界的傳動，而心念的產生必須來自於大腦的意識思維。

人的左腦與右腦中間有一個單一的內分泌腺體，形狀像一顆小松果，俗稱「松果體」。在出生後至六歲期間會達到最高峰，但到七歲以後開始退化，若沒有使用它，就會隨年齡而漸漸休眠。

松果體會根據所接收的「光的量度」，調整褪黑激素這種荷爾蒙分泌的量，會影響人體的甦醒狀況、睡眠狀態和生理週期。我們在正確時間點睡覺，身體就會大量分泌褪黑激素，在晚上十一點至凌晨二點，是褪黑激素分泌最旺盛的時間，這時間點也是肝膽重要的排毒時段，若在這時段沒有給身體賀爾蒙分泌的機會，以及讓經絡運作排毒的時間，若腺體功能容易萎縮，這種退化對我們身體會有什麼影響？

因為身體磁場沒有辦法補充最重要的能量，連同肝膽血液的養分輸送都會因此停止工作，就會產生情緒失調、憂鬱、沒精神、注意力無法集中、臉色黯沉、嗜睡、時常飢餓等生理問題出現。

褪黑激素讓人產生最明顯的反應，就像在天氣晴朗的日子我們會感到心情舒暢、容易開心、精力充沛、睡眠減少。但若是遇到陰霾的天氣，則會提不起勁、情緒較低沉、沒有動力、容易累；這一個小小的腺體就影響了我們身體極大的反應，千萬別小看它了！

「松果體」自古以來又稱為「神祕的第六脈輪」或「第三眼」，在世界各大宗教、文化與傳統信仰中，都有文獻記載，被當作人類精神啟蒙與智慧的代表，它象徵的是永恆的生命。

大多數人很少會注意到要運用松果體，時間久了就導致它休眠而萎縮。開啟腦中的意念開關，可以說就是啟動我們休眠的松果體，使它可以暖機運作。

它就像是上帝植入在人體內的一種晶片，《聖經》〈馬太福音〉第六章說：「人要會使用禱告（發送訊息）的能量，就可讓禱告的訊息得到回應（禱告靈驗）。」在第六章二十二節中又說：「眼睛就是身上的燈，你的一隻眼睛若瞭亮，全身就光明。」很明顯的暗示了松果體的存在，可藉由它貫穿宇宙和宇宙頻道接軌，讓人類肉身的能量體藉由這晶片的推送和傳輸，開啟正能量的導航系統，因此人與人之間的互動及做人處事的心念，都要用真誠、善良和愛來推送。

如果是一個心念不善，只想到自己利益的人，他的真誠、善良和愛一定都會變得不是真實的了。當這訊息傳輸到宇宙大磁場之後，再接收回應的訊息當然是頻率相同的狀態，這也就是形容物以類聚。

好磁場會吸附加倍的好磁場過來、壞磁場就會引動加倍的壞磁場回流。如果我們常用真善美愛的心在這磁場空間運作，久而久之，回流的磁場就像是複製的一樣，源源不絕，若是我們身體不自主的與其他頻道相接，而接收到的是攻擊性的負磁場時，我們可立即使用松果體的特殊傳導能量，將這不屬於自己本體的頻率排出宇宙航線，所以活用松果體的運作是可讓自己的健康加分。

人人都有拿到上天送給我們的禮物（松果體），人人都可以透過「修煉」返璞歸真，將自己的松果體電源開啟。恢復這樣的能力是非常重要的，它是直覺啟動中心，與人的靈性提升有著緊密的關係。

物質現象是由念頭變現出來的，意念波動的現象就是我們的念頭，波動的頻率與另一個相同頻率接軌時，就會產生共振效應，而回流到自己身上，跟《大乘經》上講的一樣，佛在《大乘經》上說「色由心生」，佛經上用「色」代表物質，稱為「色心」，而物質的可說是「心念」。

現代科學家根據他們發現的結論，聲稱世間根本就沒有物質這東西存在，物質全是假的，全是幻象。也就與佛經中《心經》上所說的：「色不異空、空不異色、色即是空、空即是色、受想行識、亦復如是、舍利子、是諸法空相、不生不滅、不垢不淨、不增不減、是故空中無色、無受想行事……」這樣的道理完全是不謀而合。

這宇宙中早已存在的真理，是多麼的令人折服，具有智慧。

第三章

可怕的意念毒素

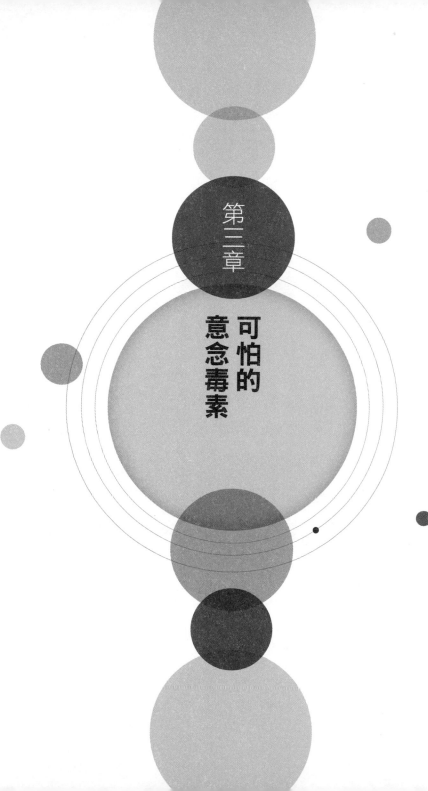

我是誰？誰是我？

人類的生命是來自於遠古，不生、不滅、不停止的源流。是無史以來的強大力量。

宇宙創造了生命，生命創造了世界，這一來一往的聚合，形成了因果。生命能量來自於「先天」，生命力量是取自於「後天」，若能將「先天」與「後天」搭配組合，完整的生命體必可成為至上的勇者、智者。

上天賦予生命體重要的元素是愛、慈悲和寬恕，將這些重要的元素隨身緊繫著，必得天地強大能量的灌溉，世間生活就會平和安逸、富足豐樂。

人來到世間，相信都有其目的，也都是前世的靈藉著此生的軀殼要來重修、轉業、來求償、來報恩的。輪迴或許是喜、或許是苦，都帶著前世因果在進行著，不管其目的為何，人生的旅程中，微妙的生命集結了生生世世所種下的宿世因緣，在百萬年後的千萬人之中，遇見你身邊所有的人，這是多麼不易的因緣，我們怎能不好好的珍惜？

一定要明白、了解、學會徹悟，世間沒有任何一件事是永恆不滅的。但當你「遇見」這千萬年修得的緣分時，不論它是順境、順緣或是逆增上緣[1]，我們都要學會付出更多的愛，來圓滿這個前世今生「原來你也在這」的善緣。

我是誰？該從源頭說起，是宇宙母體分出來的眾生，這是自己和宇宙萬物。人類之所以現出不同的形體樣貌，是因為歷經了多重輪迴的軌跡所鑄鑿而成，這些軌跡的印記儲存堆積在靈魂裡，由內而外表現在外貌與行為的習性上。

我們是否已忘卻自己從何而來了？自古長輩都教育下一代要懂得慎終追遠，這就是當人後，認識我是誰的第一步。為何每個人都有姓氏，就是這樣的道理。我是誰？我們都是這廣大宇宙中的迷途羔羊。

誰是我？既然知道我是誰，那誰都有可能是我了，端看這個「我」的心念如何變化，如何去塑造這個誰。這個誰，就是我的靈魂，是生生世世永不磨滅的靈命，軀殼內的靈魂因生生世世不斷累積的學習經驗，造就不同而多樣的面貌，想要了解永恆的生命，就要認清本來最深遠的自己。如此誰是我？其實並不重要了，也沒有恆常，若追究到底都只是一場空。

不要想成為誰或模仿誰，或為了一個人而硬是改變成另一個人，就像演藝圈的演員，常常因為劇情需要而詮釋一個曾經存在的人，經常性的揣摩別人、入戲，而丟掉了原來的自己，到最後這真實的你已經不見了，而那個變來變去的你只會讓自己更四不像，最後模糊到連自己都無法找回最真的那個你，痛苦萬分。這就是為什麼很多巨星在事業高峰時，因無法重回現實生活，找不回自己，而吸毒、自殺，讓生命殞落。

全宇宙中就只有一個本我，要清楚明白我就是我，找回上天恩賜給我的正版，做最真實的我，才能看到上天造人時愛的真諦。

今世成為人，必有先天與後天註記的種子印記，努力的珍惜，用心的散播，讓每個生命的本質，散放出耀眼的光體與實質存在的意義，讓生命能因你而活出使命感的動力。

可怕的意念毒素

肉體如果有病變，一定會先從身體微細的部分開始產生不通，這是因聚集低頻的能量後，造成了體內氣流的阻塞。研究能量醫學的科學家們，已發現透過能量波動儀器，可以檢測出這些在身體內部造成病變的振動頻率，加以調整振動頻率即可疏通。

能量振動頻率跟意識是有關係的，我們的身體會記憶發出的能量頻率，每個人身體所振動的頻率是不太一樣的，若周遭環境的負磁場、負能量頻率蓋過了正能量的頻率，比如高分貝的音波、電磁波或很大的心理情緒發生時，負能量就會集中在腦部意識體中，身體會記憶這樣的頻率，然後將這些頻率儲存在體內。

這些負磁場初期進入身體時，身體有可能自動將它排出，但是若沒有警覺，而讓它繼續干擾與破壞身體一層一層的能量場時（吸收大過於排出），身體本來的自動偵測磁場的系統，其功能也因此被破壞了，最後會導致停止能量排毒運作，負磁場慢慢囤積。這時候心靈能量就開始失衡，誤將負磁場當成是正磁場在體內運作，負磁場的能量蔓延成為干擾意識的行動，是非常可怕又錯誤的能量傳動運作。

干擾正向的想法與意識的判斷，會導致全身「能量癱瘓」，一旦到了自身無法正常排出體內各種毒素時，人體就會出現失控的現象，呈現出莫名恐懼、緊張、煩躁、焦慮、暴力等負面情緒（如現代的文明病憂鬱症、躁鬱症、恐懼症、強迫症）。

因負能量長期積壓在體內，對身體細胞產生損害，進而影響身體器官的功能，導致疾病的發生。肉體所有的病症，基本上都是先由負能量干擾後，再去影響體內磁場的振動頻率運作，這些頻率都是肉眼看不到的，就像佛家所提到的五毒，「貪、嗔、癡、慢、疑」這五種心靈毒素，就是我們的心和靈魂受了污染。在這些心靈毒素的影響下，人會產生各種邪念，也會腐蝕我們所有的意念，影響平靜的生活，撕裂純淨的靈魂、摧殘珍貴的軀體，還會覆蓋掉一個真實的自己。

受到強大毒素侵害時，很難有正能量的意識拉回，這樣的狀態足以影響一個人的正常思維，而處於負向極端的意念之中。

現在的生活環境，一不小心就會讓這樣的毒素侵入身體，負磁場環境會使情緒變得極度亢奮，就像吸毒一樣無法停止。這是因為沒有意識到自己已被磁場干擾了，這些干擾會不斷累積，讓自律神經失調，讓體內各項防禦系統、免疫力開始下降，讓身體內部原有的正磁場能量慢慢被負磁場吞蝕。

頻率降低時，好的能量因為不足以讓身體再去抵銷壞磁場，所以無法再協助細胞做代謝平衡，因此代謝困難，毒素會集中在腦部意識，而產生各種邪念和負向的思考，這讓當事者失去對生命的價值思維，出現整體失控的現象，陷入封閉、恐懼、緊張、暴力、焦慮等負面情緒裡。如果不能擺脫這些負能量的意識干擾，就會長期積蓄在體內，對身體細胞器官功能產生極大的傷害，嚴重的疾病則因此而生。

心靈毒素是引發各種疾病的開端，因為心智不健全時，生理的運作會因此受到干擾而幾乎停擺。但是唯有毒素是持續複製增加，器官和細微的神經及經絡、血液無法代謝這龐大的毒素時，就會延續無法預期的身體病變。

去除心靈毒素的重要方法，就是要給自己靜思的機會，觀照自己的五毒，只要能拔除生活上成癮的「沈溺與執著」這兩樣毒害，心靈自然就會恢復光明，身體的健康也就無慮了。

是誰讓你生病了？

在生活中，你多久沒有哭了？是不好意思哭？是不可以哭？還是已經忘了怎麼哭？

眼淚，是情感的流露，是情緒的宣洩，是一種內在心靈深處感動的表現，從愛哭或不哭之間，就可了解一個人內在心理的狀態。

我們平常休閒時，大部分會看看電視、電影，不論是驚悚的、感人的、開心的、激動的、憤怒的，有時因為劇情很吸引人，往往情緒會不自覺的就跟著劇情上下起伏，身邊一定有朋友或家人看電視可以看到忘我，被戲中的人氣到邊看邊罵，或是劇情感人而哭到不行的。我母親常說一句話：「演戲的人是瘋子，看戲的人是傻子。」這些反應其實都是情感的自然表露，「哭」是與生俱來不需學習的。

諮詢中有些人見到老師，由於磁場氛圍引動他們內在意識，所以坐下來還沒說到兩句話，眼淚就不聽使喚的湧出來，找到了情緒的出口。「哭」也是心靈需要取得平衡時，出現的自動反應。

❶——有些緣分是從正面來幫助人，稱為「順增上緣」；另一種緣分則是用打擊來幫助人，稱為「逆增上緣」。

案例——被帶走的眼淚

一位做建築有成的蘇先生來找我，他在兩年前得了血癌，目前已恢復健康。我以為蘇先生是為了尋求身體健康來找我的，結果坐下來就直接問我：「如果有一個人對任何事情都沒有太多的感覺，起不了什麼波動，他是怎麼了？」

我請蘇先生舉個例，他說：「比如大家一起開心的談天說地，我就感覺不到這些人為什麼可以這麼高興開心；母親節參加朋友的家庭聚會，溫馨的場合讓好幾個朋友因此而感動落淚，我也沒有從中感受到什麼能讓自己感動掉淚的；看到朋友病了，別人會主動慰問，可是我自己兩年前知道得了血癌，也沒有太多的想法，覺得人生出來就是會碰到生、老、病、死，生命總有一天要結束的，這不是很正常的嗎？所以我對生重病的人，覺得沒有什麼需要特別慰問，覺得那些都是虛情假意。」

聽完後，我只問了蘇先生：「你今天是為何而來？」

他說：「我人不壞，但是我有這些奇怪的想法，對周遭任何事也都以旁觀者的角度來看，很難融入，就算是發生在自己身上，好像也很平淡，會發生就是會發生，我的生活其實沒有太多的感覺，我和常人不太一樣，沒有像別人那樣有很多的喜怒哀樂，我想知道我這樣是對的嗎？」

我再繼續問：「你快樂嗎？工作壓力大嗎？有家人朋友嗎？」

他回說：「我應該算是有朋友吧？但是他們覺得我有距離感，我會盡量附和朋友們的事，但其實心裡是很不想的，他們覺得我很悶，也會問我是不是因為有心事所以不快樂？但是我覺得還好，沒什麼心事，可是如果要真的開心，我不知為什麼，就是開心不起來，朋友們也習慣我這調調了。工作不就是這樣，一定是會累的，只要努力做好自己的本分，不要讓老闆虧錢就好了，至於家人……」

他突然停頓了，眼睛盯著我看，從眼神中我看到了「痛苦」，然後問我為什麼要問這些，家人跟他這樣的問題有什麼關連？我告訴他，「有聽過解鈴還須繫鈴人吧！既然來找我了，我就是你的心靈導師，需要幫你找回你弄丟的東西，解開這個謎題。」

冷漠的人，內心還是有溫暖的地方，經過三次與蘇先生面對面的談話，我終於聽到了「關鍵性」的一段話，這是刻骨銘心的故事，蘇先生含著淚回憶道：「我十歲那年起是在孤兒院長大的，十歲前我只有一個媽媽，沒有其他家人，我媽媽是個養女，也是個酒女，因為她娘家是開賭場的，後來養母的賭場出了事，媽媽就被養母賣到酒家抵債，所以我不知道我的父親是誰，從我有記憶以來，就是跟在媽媽的身邊直到她死的那一天……

我們住在酒家的一間小小的倉庫裡面，每天看著媽媽在昏暗的燈光下濃妝豔抹的去工作，媽媽說打扮得漂亮些，客人給的錢就會多一點，我們就有錢可以吃飯。有些客人非常兇，喝了酒會打人，有些客人很壞會灌媽媽酒，媽媽每天回到倉庫總是吐得一塌糊塗，我都會拿著毛巾幫她擦臉。

媽媽告訴我那是很辣的汽水，叫我長大以後別碰它，看著媽媽，為了賺取生活費和替養母還債，受了好多的皮肉苦，我問媽媽為什麼不搬離這裡，媽媽摸著我的頭對我說，傻孩子，這是命哪！要我長大後替她爭口氣，媽媽說人生下來就是要受苦的，沒什麼，做完、還完，這輩子就結束了。

有一天，媽媽一樣是醉得一塌糊塗進了我們倉庫的小窩，抱著我說：兒子，過年了，看！媽媽給你掙了一雙新鞋，房間太黑了，明早我們來試試吧！

我一手抱著鞋，一手摟著媽媽，開心的睡在她懷裡等著天亮。到了早晨，媽媽還是緊抱著我，可是她好冰、好冷，我幫她蓋被子，她一樣是冰的……那一年我十歲，我被一個好心的客人帶走，離開我住了十年的倉庫……」

這一長串令人掉淚的故事，是從這位外表斯文、穩重，說生活沒有感覺、不懂得快樂是什麼的男士口中說出來的。

最後我用催眠的方式讓蘇先生面對自己的罪惡感，面對他恐慌的感覺，用正向的意念傳動、導入，幫助他轉念，協助讓他啟動意識復原的能力。催眠的治療，可讓心靈受傷處確實得到撫慰、得到安定，用正向的意念讓他變得幸福，我拼湊起蘇先生殘破恐懼的記憶，並重整修補靈魂的碎片。

最後他流著淚，笑著謝謝我說：「從十歲後就沒哭過，哭和笑我都讓媽媽帶走了，因為自己要勇敢，所以決定自己不再哭，也因為媽媽開心的時間並不多，而最後她是抱著我，笑著過完她這輩子的。所以當年我就決定把笑送給媽媽，讓她帶著走，從此我不再笑也沒有任何痛的感覺了。來到這裡和老師談過這麼多的話，經過催眠治療後，心裡多年來一直有一種快窒息、懸在半空中的感覺，突然停下來了，像是從空中降落到地面上的安定感，我明白真正的解脫，並不是如之前那樣的懲罰自己，唯有自己過得好，才能撫慰在天上的母親，讓母親能繼續過她下一階段該有的神仙生活。」

從個案諮詢中可看見，母親從懷孕開始，生理情緒上就已影響了胎兒，再經過母體信息的傳導刺激，影響胎兒許多的成長以及心理感受，從無意識轉化成有意識的心理狀態，而出生後從小長大的家庭（原生家庭）的生活習慣、思維模式、性格發展及價值觀的認知能力，都與主要照顧者有著極深的影響，一個人的人格發展基礎就是如此建立的，父母所有的行為都會影響當事人未來的行為。

在臨床心理學上有一個名詞叫「強迫性的重覆」，當事人的生活會不斷重返回到過去受傷的影子中。比如蘇先生母親的過去都是很痛苦的，他就會複製這樣的生活模式，用一樣的心理狀態來過他現實的生活；所受的傷害愈多，現實生活中對自己的要求也就愈偏離，這樣的病態所帶來的影響，將持續之後的人際關係以及家庭生活親子互動。

哭，是人類最先學會的一種溝通方法，藉此來表達自已的心理需求，若它停止，表示內在深層的壓抑阻擋了它的啟動，一個人若心靈產生了毒素不去除，肉體將會在無形之中，由內到外開始腐爛，因為毒素的深藏，會浸置在我們的所有細胞、血液當中，分分秒秒的侵蝕著，毒素當然也會在意念之中，因此我們必須去學習去了解自己的人生、去看懂自己的生活，去改變自己，有一顆愉快的心情面對自己的生命，當看懂自己的一切時，這將是你的前世今生與天人共振之間的蛻變！

健康的能量流動會幫助每一個人，為了讓能量之流更加順暢，人人都應該發揮自己的最大潛能。當你處於最佳狀態時，正面的能量就會放射出治療的波頻，影響每一個人、每一件事，神奇的效果是超乎你想像中的認知。

如何啟動「覺知心法」

練習覺知心法最好的時間，是在早晨或睡前，找一個可讓身體完全放鬆的環境，安安穩穩的舖塊軟墊，將自己沉靜在口訣中，慢慢的感受自己的存在，呼吸的存在、身體熱度的存在、氣流在自己體內轉動的感受，絕對不可以急躁想要一步登天，不和任何人比較、放下所有的慾望，讓自己好好的享受片刻的寧靜，也給自己接收宇宙能量的機會。

步驟一：深呼吸，下顎內縮，眼觀鼻、鼻觀嘴、嘴觀心❷，五者合一❸，氣沉丹田（重覆五次）。

步驟二：將手掌（左右手皆可）放在頭頂上。

步驟三：想法專注在頭頂，要專注的感受自己的手和頭是接觸在一起的。

步驟四：手依舊放在頭頂中央處，並說「打開我XXX的松果體。」

依以下內容輕輕念出：

「在此時此地，啟動內在『最高智慧的自我』，釋放失衡的情緒、改變自我習性、拔除所有烙印在自身上的痛苦印記，不留下潛意識的恐懼、憎恨、憂鬱、消沉、不信任、沒自信的這些障礙，它已經沒有存在的意義了，我現在就可以立即勇敢的將它釋放了，我獲得自由了。」

❷——眼觀鼻、鼻觀嘴、嘴觀心，這只是用想像的方式，覺知自己的器官位置，在靜心的過程中，練習用此口訣讓呼吸放慢、心放平靜，如此呼吸與心臟的跳動自然就會穩定而不慌亂，在常常練習平靜放空的靜坐中，身體氣血及代謝功能皆會提升，達到養身、養心的效果。

❸——五者合一為眼、鼻、嘴、心、氣之五者，能練習到合一精氣神不雜亂，能平心靜氣的目的。

第四章

改變生命的八顆心

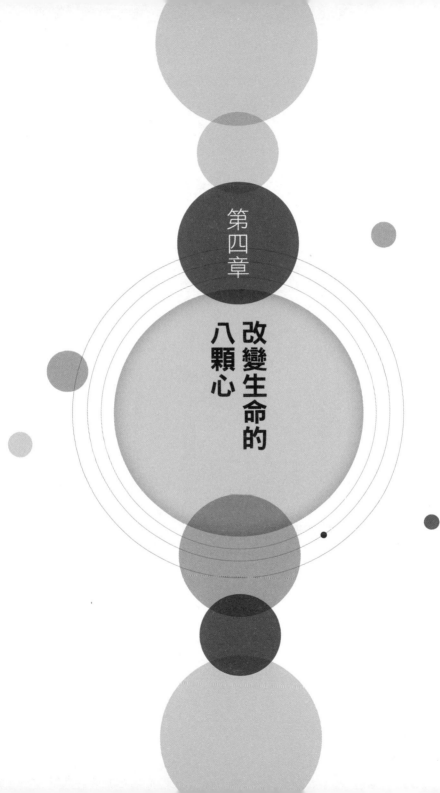

覺知必備的八顆心

想要生活能夠快樂，必須學會知足；想要健康無憂，必須學習懂得感恩；想要明白這個世界，必須要用心還要有覺知。人來到這個世界，最大的一個課題就是來學習的，不論你願不願意，每天一張開眼睛就是學習的功課，當我們看懂明白一件事時，我們就會不計較，也就是懂得放下，這就是悟通的「覺知」！

一個人何時可以覺悟？何時可以明白真正的明白？有人會回答當生意失敗地位不在時，就會覺悟了。也有人說當被別人欺騙了後就會明白真相了。如果只是這些，我們都還有機會再重來，但是人生中有什麼是無法重來的？那就是健康和生命。

一個人若正生著大病，健康在分秒間燃燒著，就如將熄滅的蠟燭一樣，心中充滿無助，希望能得到的還剩下些什麼？是財富？豪宅名車？名利地位？等到這個地步時，人就明白自己要什麼了，也明白眼前所看到的一切物質都是虛假的，再多的財富與崇高的地位，也換不回自己所需要的健康，物質都是身外之物，生來的時候沒有，離開的時候也帶不走。

很多人長年沉溺在偏離的物質生活中，等健康出問題時才驚覺怎麼會是自己？也有臨終的病人懺悔的說，這輩子虧欠了很多人，等我過了這個關卡，一定要好好的補償他們……看著這些求助的人心中總有些遺憾，往往有時候就是晚了一步。人們的習性總是要把自己逼到最後的那一刻，才會想要趕快改變，才會想到要給自己一個重生的機會。

若有人送你改變生命的八顆心時，都要感恩並將這些心好好的收藏起來，作為你日後助人的倉糧，當你可以不吝嗇開始分享與佈施「心」的禮物時，表示你的人生已無阻礙，所有善神都悄悄的在你身邊了。

第一顆　同理心：可以體會身邊人事物所遭遇的狀態，了解他人的情緒，並能將心比心感同身受。

第二顆　尊重心：心中有別人，不以自我為中心，不因隨意去做想做的事，而影響了別人。

第三顆　信任心：能讓別人感受到自己的真誠和價值，也用真心去相信肯定另一個人。

第四顆　喜悅心：凡是入眼的一切發生，都將是美好的禮物，一定有所因緣，要能去珍惜。

第五顆　慈愛心：心中珍惜世間所有的生命體，並可以起心動念的去關心照護。

第六顆　包容心：可接受自己身邊所發生的任何事物，並用一個正向的思考去面對、接受一切的發生。

第七顆　佈施心：幫助一切眾生，可將自己所擁有的，主動的分送給需要的人，布施善德種下福田。

第八顆　寬恕心：可以原諒別人對自己所做之事沒有憎恨，用慈悲心去改變之間的狀態，讓真心的慈與愛能填充於彼此的生命之中。

案例——倔強的母親

這是一個令我印象深刻的故事……二〇一一年秋天，學文參加我在扶輪社一場「生命與智慧」的演講而認識了我，會後在聊天過程中，我發現他對佛法有些程度的了解，也有高度的好奇探索心，想再進一步了解佛學及玄學，在一些因緣巧妙的安排下，學文開始慢慢接觸到佛堂與我們的能量課程。而學文每次接觸這些奧祕的新鮮知識後，都會回家與父母親分享。

學文的母親蘇媽媽出生於清苦家庭，家中的兄弟姊妹很多，排行老三的她就被父母送給別人養，以減輕家庭負擔。但是福報好的蘇媽媽是被送養到一個環境富裕的家庭，雖是養女，養父母對待她比自己的親生兒女還更加疼愛，因此從小養成的個性就比較驕寵，長大後好福氣又嫁了一個體貼、個性溫和、腳踏實地的好丈夫，婚後生了一兒一女，一家人和樂融融。

丈夫在外為事業辛苦的打拚，蘇媽媽如孟母般在家對兩位子女剛柔並濟的教育，使孩子們各個學有所成，家庭裡外大部分的責任就落在蘇媽媽的身上，日積月累也練就了蘇媽媽新一代女性獨立自主的個性，讓丈夫在外可無後顧之憂的努力衝事業，為經濟打基礎。蘇爸爸因為在家時間少，所以回家時難免會聽到太太一連串的婆婆媽媽經。對太太的嘮叨，蘇爸爸更是萬般包容、萬分疼愛，一直以來的生活都是平安順遂的，兒女也陸續各自成家立業平安幸福，老倆口就過著讓人羨慕的退休生活。

蘇媽媽看到獨子學文，對宗教及玄學和天地空間的神祕格外有興趣，感覺到一股莫名的緊張，但是對學文來說，他迫不急待的想與父母分享這些新鮮又有趣的收穫，每次接觸這些奧祕的新知識回家分享時，父親聽的津津有味，但母親總是皺著眉頭嘴角緊閉，從這樣的表情上來看，學文也能感受到母親排斥，但是他卻不在意母親的反應，常常有了新發現就說得口沫橫飛。

學文三不五時就提到蔡老師、能量、頌經唸佛的意義，直到有一天，蘇媽媽被刺激到終於忍不住開口說話了：「寶貝兒子呀，你一天到晚又是什麼佛堂、什麼能量、又要念什麼經的，你老媽看你不太對勁了，正事不做，下了班回來就應該吃飯看電視放輕鬆什麼的，為什麼總是要在書房念什麼經？你要出家啦？幹嘛唸經？媽媽不准你再去找那個什麼可以跟菩薩溝通的老師了啦！你就好好的在公司上班，回家做個乖兒子、好爸爸就夠了。」、「人家看你傻傻的，說不定還在想要怎麼騙你哩，你跟媽說，你到底被那個人騙了多少錢去了？」

蘇媽媽一口氣連環炮似的把學文轟得都傻掉了，而學文聽到老媽說了這些莫名奇妙的話，一時也無法說明他對「蔡老師」的了解，只回說：「唉喲！媽呀，不是你想的這樣啦！你放心，那個蔡老師人真的很好，她幫我處理了好多事情呢。」

媽媽也不甘示弱的回說：「你看你看！說你傻你還不信，都不知道那個老師是給你下了什麼符還是吃了什麼迷藥，你才會這麼幫她說話，連老媽的話都不聽了。」

學文聽了，只覺得母親大大的誤會老師了，可是又遮掩不住自己的情緒，就不耐煩的回說：「媽！你為什麼每次都要有這麼先入為主的觀念，把一些還不認識的人想的那麼壞？我下次帶你去見見蔡老師，你跟她談談話後就清楚老師的為人了。」說完後就進了房間，這些爭論的話題也就暫時停下來，但是家中的氣氛似乎也開始凝重僵化了。

就這樣一年一年的過了，孝順的學文為了不要因自己的信仰和家人起衝突，從那天起，也不再對家人提起自己在外所學的一切事情了，但是平日從母親問話的口氣中，還是感覺的到對我絲絲的懷疑與不信任，因此就算學文母親問，他也都是不著痕跡含糊的帶過。

去年，蘇媽媽常常感覺到胃脹，有時候也不知是腹部還是胃部陣陣的刺痛，使得胃口愈來愈差吃不下東西，於是就到大醫院做了詳細的身體檢查，經過一番折騰，檢查報告出現了不祥的數據，是胃部和胰臟中間長了一顆五一六公分的腫瘤，主治大夫聯合了相關的醫師做會診，結果都不妙。學文不知所措的打了電話跟我報告母親的病情，聽完後我告訴學文應該做的步驟，第一是遵照醫師的指示，如果要做什麼大決定，一定要開家族會議來共同商量對策，並要經過母親的同意；第二，若醫師不做處理了，老師可以協助母親減輕病痛。

家人經過了幾天與醫師的會議，最後結論是因為腫瘤太大，又卡在胃跟食道後面靠近大動脈，非常難處理，因此無法開刀，但是又壓迫了幽門導致進食障礙，醫師不敢冒險為高齡的母親動刀，只好請家屬將母親帶回家休養。

「母親當時也聽到了醫師說的話，更是癱軟倒臥在病床上，久久無法回神。」整個家因為醫師的一句話，而陷入了愁雲慘霧中，學文在徬徨無助時來了電話：

「老師，正如您所料，醫師不能動刀了，他要我把媽媽帶回家休養。」

我回答學文：「很好，這樣表示這醫師是有道德的，如果硬是動刀了，最後情況還是一樣或更糟的話，何必讓媽媽吃這些苦呢，你捨得嗎？」

我請學文隔天一早就把母親帶來，我幫母親好好的灌氣及排毒，學文答應了，回去跟母親說。當學文回到家中，心中帶著希望，滿臉笑容跟躺在床上的母親說：「媽，明天我帶你去蔡老師那看看好嗎？」

學文本想母親在這時應該會接受了吧，就在這一瞬間，母親回說：「我才不要去找那個裝神弄鬼的人，說不定她會趁機好好的敲我們一筆呢！」

學文聽了真的是要昏倒了，努力想說服母親答應，最後只好說了重話：「媽，難道你就不願意給自己一點機會嗎？難道你要這樣繼續任性下去嗎？醫師都沒轍了，現在這樣你要我們兒女怎麼辦？蔡老師願意幫我們，我們就試試，你不要再拒絕了嘛！」蘇媽媽看著眼眶泛紅的寶貝兒子情緒激動的這樣說著，於是就勉強地答應了。

每次都是全家人陪著蘇媽媽來佛堂，已經來了兩三次，但是蘇媽媽對我的戒心始終沒有放下，還會對著兒子嘮叨的說：「我懷疑她哪會懂得那麼多醫學知識，她不就只是個通靈的靈媒而已，一定都是騙人的啦，而且我對她也沒有很客氣，這個老師也很奇怪都不生氣，還幫我按摩身體對我噓寒問暖，這世界上我還沒碰過說只要讓我身體舒服、讓我好，然後什麼都不計較的，哪有這樣的人啊？嗯！她一定是有計謀。」

蘇媽媽回去後躺在床上，想起這二、三次在佛堂的治療，口中就一直不斷的念著這些。學文也很老實的把母親在家中的一舉一動都報告讓我知道，我回答學文：「學文，沒關係，如果母親目前還是這樣想、這樣說的話，這就表示是我們前世過往的糾結吧？那我更應該要在幫助母親身體好的同時，好好的化解過去世這一部分的糾結。」

從那天起，我招請全佛堂的師兄姐們共同為學文母親蘇媽媽祈福，開始持誦經文消解業力的纏縛，讓大量的經文湧進蘇媽媽身體，大量的能量增強衰壞的器官使之運作，就這樣《地藏經》、《藥師經》、《金剛經》、《普門品》、《彌陀經》、《解冤咒》……等等五六種經文，上千部的數量，每天大量一一的迴向，一一的代蘇媽媽向上天求懺赦罪，經過幾天的努力，學文告訴了我一個神奇的轉變：「老師，媽媽在家裡已不再說老師的壞話了，這幾天反而轉向正念的說她看到菩薩的慈悲，看到老師無私的付出，很感謝老師對她無微不至的照顧，還說我們兒女都不知道她喜歡吃什麼、要什麼，只有老師了解她，還會親自煮合她口味的食物給她吃，還說如果可以住在老師這，她就不用每天生我們的氣，一定會好得更快呢！」很高興我們佛堂有如此的機緣能服侍這位老菩薩渡過初步的難關，化解了蘇媽媽累世對天地及人為上的怨恨及誤解，終於有了一線的曙光，經文仍在每日持續不間斷的念誦中。

後來的一次次療程中，蘇媽媽超快的反應，還有說起話來中氣十足、鏗鏘有力的聲音，感覺老人家一點都不像生了重病的樣子，但是由於過大的腫瘤壓迫到幽門，使得進食障礙，讓老人家餓了想吃也吃不太進去，家人也為母親的飲食感到焦慮煩惱，不知該做什麼給老人家吃才是對的。後來我試出可讓蘇媽媽好吞嚥下肚的食材與做法，就教了家人回家做，而每次治療前我也會準備一點早餐讓蘇媽媽先墊個胃，治療後再餵蘇媽媽吃特製的午餐，看老人家開心的一口接著一口的吃著，胃口真的是好很多，自己也感到好欣慰。

在老人家要離開的前一週，我正在治療中，蘇媽媽躺在病床上雙眼柔和的看著我，握著我的手對我說了令人鼻酸感動的話：「蔡老師，我要跟你道歉，我要跟你說對不起，我錯怪你好久了耶，我這輩子命太好了，我的嘴就是愛亂罵人，每個人我都會罵，連你，我不認識也這樣，我真的對不起你。」

我嚇了一跳回說：「蘇媽媽呀！你哪有說什麼，如果有說什麼一定不是你故意的，更何況我們之前都不認識，如果有誤會也是很正常的啦！你別放在心上。」

當說完，老人家將我的手握得更緊，「蔡老師，你可不可以原諒我，我以後都不會再亂說話了，你真的是菩薩下來的，我這樣刁難你，你還對我這樣好。」

我回老人家說：「對你好是我應該做的呀，更何況我把你當我媽媽一樣的照顧，哪有什麼？」老人家默默的閉上眼流下眼淚，嘴裡直念著，「原來我兒子以前說的菩薩、老師那種感覺，我終於感受到了……」

老人家在要去西方的那一天，由兒子開車，一家人依舊如常的到了佛堂陪著母親做例行治療，蘇媽媽依舊是鏗鏘有力的說話聲；我依舊是在房間裡幫她灌氣、按摩著陪伴著她，她依舊是握著我的手說了那些道歉的話，一切照舊……要離開佛堂回家前，老人家說了一句話：「我認識佛太晚了，如果能早一點就更好了，我好想留在佛堂留在菩薩身邊。」

我告訴老人家：「蘇媽媽，這一切都不晚，你已經踏進了佛門，認識了菩薩，也看見、懺悔了自己的業力，菩薩都聽到了，你的罪一切都結束了，菩薩也會雙手迎接著你，會一直在你身邊的。」老人家微笑點了點頭，被兒女扶上了車，揮揮手跟我道別了。

十分鐘後我的電話響了，學文在車上哽咽的說：「老師，媽剛走了……」

有一種緣，遇見了就成為一生一世的美，若將一顆心溫暖了，這世界也就一起變得溫暖。一輩子的時間並不長，你的一生是為何而來？要爭的是什麼？能捨的又是什麼？「心」是與生俱來的智慧結晶，學會用純淨的心去看眼中的世界，你會發現眼中的一切都是如此的美，用平靜的心去理解週遭所發生的每一件事情，當你學會看見的時候，你也自然就會看見慈悲。

凡塵俗世中的經歷是我們人生中的磨練，更是成為看透世事的智慧，世間有什麼東西是沒有了生命還可有存在的感覺？是「愛」！這將是自己存糧佈施的泉源，也是每個人唯一可以在這世間留下來的東西。

將我們雙眼打開，去看看另一個不曾碰觸的陌生世界，再多用點心感受生活，學習將別人的用心，放入自己的生命當中，才能將別人對自己的愛成為一生的覺悟！

起點的練習

當這一頁開啟的時候，代表你正在做一件完全正確的事，這或許是一個聲音、是一個想法帶領你來到這，不論它從何處而來，表示迷路的你有了一個清楚的方向，你的靈魂正在找尋這小小的入口，並帶領著你走向一條新的旅程。

人生，有時候過得順利，就會覺得時間很快就過去了，但若遇上挫折沮喪時，心中就感受到度日如年的痛苦。一個人心理的負荷太重時，他的人生旅程是無法走得長遠輕鬆的。我們渴望了解自己，但卻又不知為何把最真的自己給隱藏了起來，到最後可能連自己原本的面貌都不記得了。學習「改變自己」的課題，是幫助自己找回迷失的靈魂，也是輔助提升意念的方法，還原自己本來的面貌。

如果想要開啟這扇「覺知」的門，必須跳脫慣性的思想，丟掉「種」在自己心中深處莫名的掙扎、無盡的懷疑、防禦、抗拒的心態，在練習的過程中，只要有些煩躁的雜念產生時，我們必須立即的告訴自己「停止這樣的思考」，努力朝目標前進，從靜心中可讓最底層的自己浮出表面來，看到原來的自己。

「靜思沉澱」是開啟覺知大門最重要的鎖匙，學習使用這把鎖匙的方法，是需要靠著平靜的心、持續的鍛鍊來修持的，就像一杯有雜質混濁的水，如何用簡單的方法讓水變得清澈呢？這個時候我們就在思考了，腦中會思考問題的開始與結果，因此思考事件的結論就用生活經驗來推斷。

比如上述問題，我們的生活經驗就會給自己一個這樣的答案：「只要讓水靜止不動，在水中的雜質靜置一小段時間後，自然就變得清澈了。」我們的心就如這杯有雜質的水，經過靜置後水變清澈了，但是雜質是否也不見了呢？剛剛的靜置動作並沒有清除水中雜質，只是讓波動的水停止波動，雜質因水的停止也下沉靜止了，也就是說，我們的心若平靜時，心中很多放不下的雜亂思緒都可以暫時放下了，但是若再次搖動這杯水，則清澈的水又會再次變成混濁。同理而論，若想要有一顆快樂的心，首先就需要先讓自己煩躁、不安的躁心能停下來，當心可以沉澱時，你就會感覺到輕鬆，內心自然會有股清流感，因此學習改變的第一步，就是要讓自己思緒沉澱下來。

第二步還須去除雜質。很多人常說：「老師，我想要學習禪坐，但是我坐不住、靜不下來，一坐下心裡就會煩躁，怎麼辦？」這就意味著心中的雜質（雜念）太多，這是每位初學者皆會碰上的問題，在學習所有功法前，要具備「堅持力量」是非常重要的，自己一定要有一個很清楚的目標與方向，並了解想要學習的主要原因。

初學者練習的過程難免會跳出雜訊，干擾也會比較多，因此在靜坐時，只要開始有煩躁或思緒飛出去的狀況，就在那個當下讓自己喊「停」！這雜訊如同水內的雜質般，需讓它慢慢沉澱後才能將兩者分離，所以我們有時候是需要對自己的意識體發出警告指令，告訴自己：「停止胡思亂想，安靜！」這時，我們的頭腦就又會恢復清靜，讓被干擾的思緒停止運作了。

若練習能量調整時不去停止思考，任由這亂七八糟的思緒充斥在腦中，就會發生被這負向磁場控制纏繞的情形，導致無法再繼續進行，也會因此失去了要學習改變的意義。

意念是會吸引你所想的東西，若是積極向上的思想，氣場就是積極向上的；若意念是消極負面的，氣場就會吸引消極負面的人事物與自己相應；若容易恐懼，就會把真實生活的恐懼感拉近在你的身邊，所以要加深你的正能量磁場，就要有積極正面的思想。

思想是因，與你思想一致的人生和境遇就是你的果，你的因會吸引來果，這就是種瓜得瓜，種豆的豆，種下什麼因就會收穫什麼果實。

很多機緣過了就不會再出現，成功的人如同是逆水行舟，是需要有經歷的過程，而且不因成功而停止努力向前；會失敗的人，是因為努力的持續力不夠，不想持續付出就想獲得甜果，要記得，一分耕耘一分收穫。

所有的學習過程，是自己最大的擁有與收穫，這是上天慈愛我們、給予我們在人生道路上的另一種福分與智慧。詠給．明就仁波切[1]曾說：真正的解脫並不是從生活中抽離，而是在生活所有的過程中，置入更深更多的覺知。唯有心靜下來，才能進入更深更多的覺知。

[1]——現今第七世詠給．明就仁波切（Yongey Mingyur Rinpoche），是當代最知名的西藏新生代禪修大師。

第五章

認識高、低能量的食物

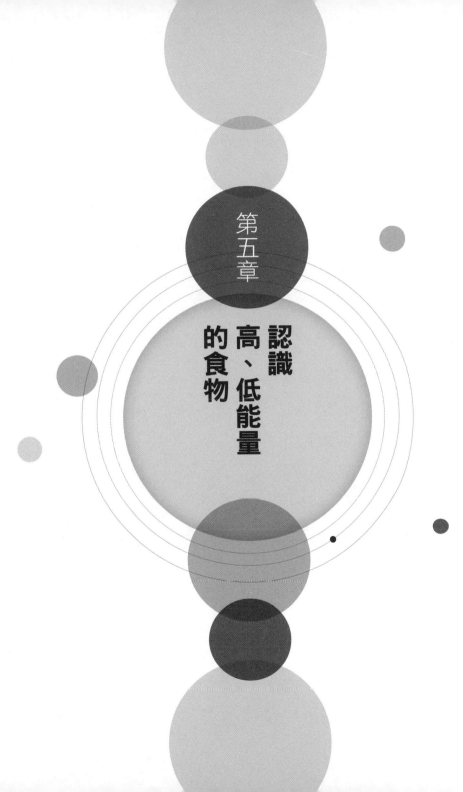

美麗的寶島！食安問題在這短短一兩年當中，讓住在這塊土地上的人民已感到生命的威脅與恐慌了，最常聽到相關的工廠及單位都有著似是而非的說法是：「這些食物都經過完善的檢測，還在危險值以下。」這樣的回應只讓無力的人民感覺，「是因為還沒有人吃了立即死亡，所以才沒關係？這樣製造食品的心態簡直讓人心寒。」似乎是只要沒立刻死亡，我們的健康權益就沒有被傷害或影響？

身體毒素的來源

為害身體的毒素來源，分為二個區塊，一是體內的毒素，二是體外的毒素。

體內的毒素

若是探討吃錯食物，進入人體的毒素首冠，就是油脂。我們細胞的圍牆（細胞膜）主要是油脂所聚合蓋成的，因此油是構成細胞的重要營養素（可參考陳立川博士養生排毒系列之著作），也是人體不可或缺的能量動力來源。

從飲食來的毒素，會積存在體內形成體內毒素，食物中的脂肪（油脂）、蛋白質、糖等物質新陳代謝產生的廢物，和腸道內食物殘渣腐敗後的產物，便是體內毒素的主要來源。

人類在進食後，食物在體內經過不同的消化酶分解後，食物中的精華營養成分被人體吸收利用，其他廢物就會被排出體外。人類消化食物，特別是消化肉類食物時會產生很多有害物質，如果大便不能及時排出體外，大便中的水分及有害氣體就會被腸腔重新吸收回流到血液，對人體是相當有害的。雖然肝臟可將這些有害物質再做一次解毒，但這也會加重肝臟負擔，提高器官病變的機率。

中醫認為：體內濕、熱、痰、火、食，會積聚成「毒」，而其中宿便的毒素更是萬病之源，消化道是人體的主要吸收、排泄器官，同時也是人體重要的排毒管道之一，當吃肉食多的時候，若大便又不通暢，腸腔排出的氣體就會有很強的腐臭味，如果沒有每天正常排便，是隔二、三天才排便，腸腔對腸內廢物就會開始進行重覆吸收的運作，也就是糞便和尿液被腸腔又再一次或多次的重覆吸收，這樣等於是每天在吃自己的大便和尿液。

這些排泄物未在應該的時間內排出體外，而在腸腔發生了腐化，還又再次讓身體吸收，當然會造成身體的傷害，輕者皮膚病、過敏、掉髮、青春痘、痔瘡；嚴重者則發生體內病變，如息肉、腫瘤、癌症的發生。

體外的毒素

從身體以外的環境來看，即是體外的毒，也就是環繞在我們生活外部環境的空氣、水、日常生活用品等會危害人體健康的毒素。

由於工業化的發展，空氣、水源甚至生活用品、食品都存在不同程度的毒素污染，這些被污染過的空氣、水及人類自創，含有毒性的食物與生活用品，都會透過「潛入性的接觸」進入人體體內，又因不知從何排毒，所以這就是造成人體積存毒素的原因。

生活習慣和環境對一個人的身體健康有著很大的影響，不良的生活習慣影響毒素排出，而現代社會工作的競爭和壓力造成緊張的生活步驟，對人的神經系統就會引起混亂、失調的現象；煙酒過度、睡眠不足等，都促使體內的毒素積聚，是進一步影響人體健康與阻礙新陳代謝的無形殺手。

體內毒素的堆積，從外表來看，就會看到膚色黯淡、黑眼圈、色斑及口臭等，體質也會偏向酸性體質。一般來說，生理機能若是正常，大多數毒素就可透過腸道、腎臟排出體外；但當身體處在疲勞、飲食不當、睡眠不足、生病或用藥不當等狀態時，就很容易導致毒素排出受阻。因此，清除體內毒素，是維護身體健康不可缺少的功課。

認識高壓毒性食物

高壓食物就是讓身體產生內在器官壓力與循環障礙，而導致病變的加工品。

比如加工、精緻、香甜、香酥、重香料口味等，具有重量級毒素的食物，這些經過組裝、改造過，不是真實食物的加工品相當誘人，當吃進身體之後，身體無法代謝分解這些化學成分中的毒素，因而導致身體循環慢慢停滯。

長期下來會有體脂變高、肝腎問題、三高問題、愈來愈胖與昏睡的狀態產生，其中的原因便是因為高壓食物阻礙、也破壞了肝臟的正常運作，讓生理正常代謝毒素的過程中，加重了肝臟所能承擔的負荷，無法正常的循環運作。

肝臟的運作就如同在高速公路行駛的車子一樣，若在車體高速轉動時，突然熄火停車，或用外力阻擋引擎的運轉，這台車經常性如此的摧殘，車子的引擎與壽命定會縮短。如果我們在家用的開飲機內放入車用機油，當開飲機插上電源煮沸時將會發生什麼事呢？一台開飲機或許可以使用的壽命是五年，甚至更久，但若放入了不是它能負荷的東西時，這台機器的壽命還能延續多久？

小孩可能都會說，開飲機是不能放機油的，是放水的啊！想想我們的身體器官若吃進了不對的食物，將會發生多可怕的後果，如同開飲機放入機油一般，想要將機器內的油漬洗乾淨都很不容易了，這比喻就像肝臟無法超過負荷，代謝排出身體淤積過多的毒素一樣，若長期的強力破壞，肝臟一定會受不了而罷工，無法對身體有長遠良好的運作，健康就堪慮了。

因此，能看懂了解身體可接受的食物，在飲食或生活中，就會幫助身體器官得到良好的互動對待，並再找到正確、安全可淨化、排毒的方法，就可以擁有健康、輕盈、不衰老的身體了。

致命高壓的飲食有哪些？

①每日攝取過多澱粉：醣類、碳水化合物、漢堡、白米、白麵條、麵包、蛋糕，含有糖精、化學藥劑。

②每日吃過多餅乾零食：含有過量塑化劑、反式脂肪、防腐劑、膨鬆劑、化學藥劑、香料。

③每日攝取過多乳製品：奶、蛋、乳酪，含有抗生素、雌激素、化學藥劑。

④每日至少一杯含糖的甜品飲料：奶茶、汽水、加糖咖啡、色素加工飲品、甜點。

⑤每日油炸炭烤肉類、炸薯條、炸雞、烤牛排、酒精、香煙及所有肉製品。尤其是經過烤、炸處理後的肉類，都是讓身體產生壓力的原點。

這些可怕的毒素進入身體後，大多是脂溶性的，沉積在脂肪裡非常難排出體外，更是造成身體新陳代謝阻塞失調，沉重、反應遲鈍、注意力無法集中、睡眠品質變差的原因。

亞硝胺是一種相當普遍及強烈毒性的致癌物質，廣泛的存在於食物、煙、酒及檳榔中。亞硝胺有強烈肝毒性，會引起肝炎、肝硬化、口腔癌、食道癌、鼻癌、氣管癌、肺癌、肝癌及胰臟癌等。食物中含有亞硝胺的食物，如香腸、臘肉、鹹魚及醃漬類食物，最主要會引起腸胃道及肝臟的癌症。

選擇新鮮不加工的食物，就是高能量的食物，但是在選擇高能量食物之前，必須先認識低能量的食物，也就是造成健康出軌的「高壓食物」，並下定決心遠離它，這是唯一讓身體能還原健康、遠離病苦的方法，也是讓自己找回活力充沛、氣色光潔、效率提升的不二法門。

如何選擇高能量的食物

人是大自然的產物，天地如大宇宙，人體如小宇宙，天地萬物與人類儘管形態千差萬別，但是信息卻是息息相通，融為一體的。

人與天地都在一個自然的氣場中共生，是「同步共振」的結合，生命的有機體不斷從外界環境攝取營養物質，同時也向外界排泄廢物，在這樣的循環過程中，也伴隨能量體的交換，最後形成了人與環境物質交換的動態平衡，若有了人體與環境的和諧平衡後，「人」就會身心健康，快樂長存了。

「天食人以五氣，地食人以五味」，大自然賜予我們各種天然的食物，讓身體所需的各種營養成分，能經由天地宇宙孕育出的精華，源源不絕的進入人體，維持細胞的活化與再生。因此人體要的健康，大多數是由大自然中的天然養分而得到的。換句話說，不是隨便吃什麼或亂吃就會健康的。

很多生活水準高，經濟條件相當好的人，就是無法擁有健康的身體，原因是這些人違背了基本天時、地利，也觸犯了人體飲食上的忌諱，及忽略身體需求能量與養分的重點！

一般人靠食物來維持生命，但是該吃什麼、什麼時候吃、怎麼吃？這似乎都需要專門的學習課程，否則，只是愚昧的滿足口腹之慾，肚子餓了就囫圇吞棗，只顧把可吃的東西往嘴裡塞而隨意亂吃，吃進去的是什麼東西完全沒注意或不知道，這只會帶來無法收拾，且會摧毀自己的後果。

要吃，就要吃對，讓吃進的食物能真正的補益臟腑、疏通經絡、流暢氣血、涼血解毒。

任何飲食都會讓體內臟腑氣血環境改變，不得不小心注意。順應天然飲食，人體的臟腑器官就會協調運轉、功能就可運作正常；若飲食不當，破壞了人體正常的生理平衡，身體就會直接發出抗議的信息或表現，沒有了健康，再大的功成名就也都是枉然的了。

中醫的養生哲學博大深遠，認為養生的方法以心靈環保和人體調整為首要，而「養生是需要動機和毅力」的，每一個人不僅要自己養身，還要懂得幫助他人養生，更要保護大自然生態環境的養生，這樣才能把精、氣、神和宇宙能量真實地合一起來，也才是真正完整的宇宙養生法。

《黃帝內經》中提及「五穀為養，五穀為生」，五穀雜糧是人體不可缺少的食品。人要吃的是原始的食物（不經加工改造，原來樣子的食物），例如食物中五穀雜糧是養脾的，比如糙米、薏仁、芡實、核桃等等，這些都是適合人體吸收，且可以幫助恢復脾胃功能的養生食物。

大腦的食物——你的大腦也會餓

人類的大腦是宇宙間最複雜的機器，大腦的重量大約只有體重的二%左右，但它平日所需消耗的能量卻超過將近人體總能量的二十%。一般人常忽略了大腦其實也需要不斷補充能量，才能讓頭部以下的身體運作順暢。

腦部能量的基本養分是從食物中獲取的，因此如果攝取正確的「高能量食物」，讓大腦在所需的高能微量元素包圍情況下，啟動身體和能量的最高機制，這時身體就會呈現出抗氧化的反應。

抗氧化機制一旦形成，就可減緩身體內外的衰老速度。首先身體的飢餓感就會降低，而轉換成精神飽滿、體力增加、肌肉富有彈性、而靈性能量也提升的狀態。

腦細胞日常最需要的是葡萄糖、蛋白質和不飽和脂肪等多種礦物質維生素，但若攝取不當過多的「低能量食物」時，人體就會有過多的自由基[1]，而發生器官機能衰老的現象，就如一顆削了皮的蘋果，擱置在空氣中，蘋果白皙的果肉在短時間就會開始枯黃變色，這就是水果發生了氧化作用。

[1]——氧在體內新陳代謝後所產生的物質，活性極強，可與任何物質發生強烈反應。若受到異常環境影響，如抽煙、農藥、甚至心理壓力、生活不正常等也會產生自由基。

人體與蘋果是一樣的，若吃進了許多破壞細胞再生的低能量加速氧化的食物時，等於是讓臟腑器官像蘋果氧化一樣，漸漸的衰老枯乾。

這些低能量食物不但會影響身體機能正常的運作，更會連帶阻礙靈性能量品質的提升，長期不當的食用，更會導致器官細胞病變及影響腦記憶力，造成無法彌補的後果，因此人一生是否健康的最大關鍵，就是規律生活作息和擇食的習慣！

六大項「低能量損腦食物」

①自由基的食物

台灣十大死亡原因中，有七種疾病的致病原因是與自由基有關，癌症的罪魁禍首便是自由基。會產生自由基的食物是高熱量、高油脂、油炸品（尤其是回鍋油）、煙燻、加工、罐頭、發霉、泡麵、花生醬、可樂等食物，或已被氧化的食物、水果。

經常食用高脂肪食物又缺乏運動，造成毒素累積無法排出，就會產生新陳代謝循環的困難，因為分解脂肪需大量的血液，能量不足時就會導致腦部缺氧，長期下來就會發生頭暈、頭痛的狀況。

②含鋁的食物

人體內的鋁含量過高，可能會造成種種傷害，尤其是對腦部組織和智力的嚴重損害，是影響智力的殺手。在消基會的檢驗中，有六成七的食品含有鋁的成分，如：油條、白饅頭、叉燒包、馬來糕、海帶、海蜇、烘培食品鬆餅、甜甜圈或小麥粉等製品。

這樣的重金屬主要會造成神經系統的神經纖維病變，引起精神與神經功能混亂，此類商品又是受大眾喜歡的食物，但在製作過程中都需添加含鋁的膨脹劑，若經常食用，則有攝入多量鋁的風險。

鋁攝取過多會降低飲食中磷的吸收，造成骨骼含鈣量減少，嚴重時可能容易發生骨折，尤其是發育中的兒童，就會造成記憶力減退與智力退化。

鋁與老人的失智症有極大關係。若不注意，坊間較便宜的鍋具都含有超標鋁的成分，在烹調加熱過程中，很容易將氧化鋁溶在食物裡，造成鋁中毒，長期下來就會造成記憶力減退，而誘發失智症的狀態發生。

③高鹽的食物

醃漬品、臘肉、香腸、熱狗、鹹魚、醃菜等，都使用了大量的鹽來浸漬。蔬果中的「硝酸鹽」並無毒性，蔬菜中硝酸鹽經細菌（蔬菜腐爛、腸道中細菌）作用後或醃漬等處理後，會轉變為「亞硝酸鹽」，再與腸道或食物中的次級胺結合，就會變成強大致癌物「亞硝胺」。醃漬品大多會額外添加具有保色與防腐功能的亞硝酸鹽，攝入過多時會使腦細胞缺血、缺氧，加速老化，並成為罹患癌症的高危險群之一。

④調味料食物

是指在烹調食物前和過程中加入調味料，用來改善食品味道的成分。比如炒菜時灑下的鹽、化學調劑的醬油、味精、白糖、糖精、果糖、味淋、味精、醋精、沙茶、雞粉、香菇鮮味粉等人工香料，這些調味料也是影響腦細胞活躍的最大敵人。

⑤酸性食物

若食物中含有鉀、鈉、鈣、鎂、鐵等礦物質，在人體內會呈現出鹼性；若食物中含有磷、氯、硫等礦物質，在人體內則會變成磷酸、鹽酸、硫酸等而呈酸性。

食物的酸鹼性並不是由我們的味覺來決定，而是與它的礦物質含量有關。比如水果中通常吃起來酸酸的，如檸檬、楊桃，奇異果，它卻是鹼性食物；又如米飯、麵類並無顯著酸味反應，反而會有甘甜的感覺，可是卻是屬於酸性食物。因此日常食物分類中，大部分動物性食物都屬酸性食物，如魚、肉、貝類，含有豐富蛋白質，而蛋白質中磷、硫濃度高，故呈酸性。此外大多數穀類、部分堅果類，亦屬於酸性食物。

吃多了酸性食物，會造成體內酸鹼不平衡，體質偏向酸性，使身體筋骨肩頸時常痠痛、肌肉無力、走路容易喘，進而影響腦部運作功能，使記憶力減退、注意力無法集中，身體呈現老化現象。

⑥酒精飲料

酒能亂性，酒後肇事的社會新聞更是層出不窮，除此之外，其對身體的影響更是不勝枚舉，諸如：

- 長期過度飲酒，酒精會抑制糖質新生作用，造成低血糖。
- 產生酮體，酮酸中毒，若有糖尿病的人則可會造成酮酸昏迷。
- 過度飲酒，增加三酸甘油酯血中濃度，還會增加胰臟代謝的困難而發生胰臟炎機率。

●加重胃部、肝臟負擔，影響其正常運作，導致胃炎或肝病的發生。

●長期過度飲酒一定成癮，若酒精影響了判斷力和自制力，會嚴重影響正常該有的生活與作息，甚至導致失業、人際關係破裂等後發性問題。長期過度的酒精刺激，會使得大腦體積慢慢萎縮變小，導致記憶力及智力慢慢衰退。

要提高生活機能，增強自己腦部的運作效率以及各方面的反應能力，就必須補足大腦所需的營養與微量元素，腦部才能有足夠能量，再分給身體其他臟腑機能，供應能量需求，並抵抗外來病毒侵入，達到個體能量維持穩定提升與應有的傳輸效應。

若一個人吃太多不應該吃的東西，大部分能量集中在消化器官上面，分解胃中這些奇怪又難磨碎的食物，身體的血液及大部分的感覺系統都跑來支援胃，腦部的敏感度就會變低，對於真理的思考及領悟力也都會降低了。

身體就如同一部電腦，思想是軟體和程式，而生命是將兩者表達出來的螢幕，當我們把思想的程式修改過後，就像在軟體中加入了一道道的防毒軟體，可隨時掃描出當下的狀態，修正不適當的思考和行為，想要讓自己健康，就要進入身體這一部電腦，把錯誤的軟體換掉或將舊的程式更改修正，這樣就可以改變原本的生命藍圖了。

對抗自由基，高能量的天然食物

什麼食物是減壓、減碳、高能量的食物？答案是蔬菜、水果及五穀雜糧。

美國研究指出，「菸、酒、肉」是致癌最主要的三種因素，特別是趨向以肉類為主的飲食習慣，雖然它可讓人類更加高壯，但是卻也相對提供了腫瘤生長所需的養分，導致乳房、子宮、卵巢、腎臟、胰臟、攝護腺、睪丸、甲狀腺等部位細胞，因氧化衰竭而癌化的比例日益增高。唯有改變生活及飲食習慣，才能確實有效降低罹癌的風險。

以下是對抗自由基，高能量的天然無毒食物，它可讓我們的身心靈恢復健康、年輕的狀態。

①天然有機無毒蔬菜類：甘藍菜、花椰菜、西蘭花、胡蘿蔔、大蒜、菠菜、南瓜、蘆筍、青椒、彩椒、番薯、洋蔥、大白菜、高麗菜。

②天然有機無毒水果類：藍莓、草莓、葡萄、櫻桃、鳳梨、哈密瓜、芒果、木瓜、火龍果、芭樂、奇異果、柳橙、葡萄柚、西瓜、李子。

③非基改天然無毒豆穀類：扁豆、豆莢、豆腐、大豆、全穀物、小麥胚芽、南瓜子、糙米、燕麥、堅果類。

④礦物質：綜合維生素B群（維生素B1、維生素B2、維生素B3、維生素B5、維生素B6、維生素B12、生物素、維生素B9）、葉酸、鐵、鈣、鋅。

⑤有機天然無毒油類：有機芝麻油、橄欖油、苦茶油、堅果類、南瓜子油、亞麻仁油、核桃油、棕櫚油。

⑥咖啡因：綠茶、咖啡雖有助提神，刺激中樞神經活動，可使腦細胞活躍，但是量也需有所節制，過多也是會影響身體的。

食物的顏色除了含有不同性質與功能的營養素，本身具備的色彩能量，亦可以增加正向能量、穩定情緒、重新平衡體內系統，進而改善生理或心理狀態。

以下為食物與色彩連結的相關影響：

①紅色食物：紅色的番茄、蘋果具有促進食慾、性慾、排泄的功能；具有興奮效果，可以創造不凡的意志力與熱情。

②黃色食物：黃色的香蕉、糙米、胚芽米可以促進消化系統的穩定，具有生機勃勃、溫暖、愉悅、提神的效果；可以增強意志力，有助增強信心，協助判斷正確。

③白色食物：白紫色的芋頭、山藥具有飽足感，具有明亮、清新、雅潔、樸素、光明的象徵；可以增加能量及自我心靈能量淨化的作用。

第六章

意念療癒

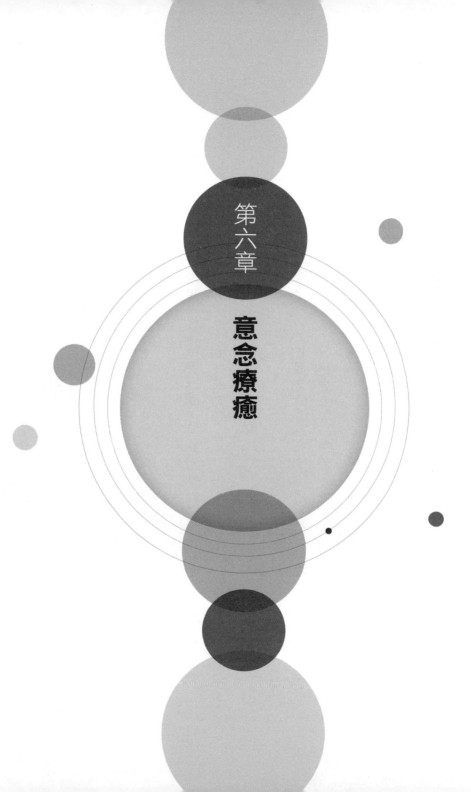

意念療癒

「我到底怎麼了？該如何做才能把頭腦裡這些負向想法轉化成正向意念呢？」

人體是由千萬個能量體組合而成的，若能量可以順暢流動，身心運作自然可以平衡，達到無病苦的狀態。古希臘哲學家說：「真正困擾我們的，並非發生在我們身上的事情，而是我們對那件事的想法。」

肉體與意識，到底又是誰在操控誰呢？科學研究的論點，指出人有一個獨立於大腦之外的「自覺精神」，大腦只是「自覺精神」的工具而已。但以宗教觀點來論科學研究所稱的「自覺精神」，其實就是指靈魂的意思。

大腦是一個很重要的器官，中醫稱它為「奇恆之腑」。若以靈魂學的角度來看，人的精神意識跟肉體，嚴格來說並沒有完全性連結，從經驗中發現，精神意識與肉體其實是各自存在的自由生命體。

如何從意識帶領肉身讓靈性得以啟發，引動思緒的改變，去維持肉體的健康，讓身心靈能達到更良好的境界？很多時候，我們深陷慣性的批判而全然不知，包覆在身體內外的能量會因為各種情緒的影響而隨之改變，好能量吸附好能量，壞磁場也會連結壞磁場，肉體其實是維持健康平衡的最後一道警戒防線。

當肉體被干擾到已經崩堤而產生各種病痛時，我們不應該只是把維護健康的責任丟給醫師去處理，要明白「萬物為心造」，身體之所以會有持續的病痛，除了生活習慣、飲食造成的毒素影響外，最容易被忽略的就是我們的「心念」。

當腦子盤旋各種質疑、委屈、焦慮、憤怒這些負面思想時，自然就成了我們對世界的看法，無論是親情、友情、愛情、事業受挫時，腦子就開始旋轉思考，並且開啟慣性的反應模式，充斥林林總總各式的念頭。愈生氣體內的壓力就會愈大，頭腦就會愈瘋狂，這瘋狂的情緒纏繞在身心內外，如同將一個人丟到泥巴堆裡的意思是一樣的，如何能清爽？

在這樣的意念干擾下，就會延續成外在的行為，如果習慣了這樣的思路，還認同了這些可怕的想法時，無非是歡迎巨大的死神將自己籠罩起來。

該如何讓瘋狂的頭腦平靜下來？如何突破自我纏縛慣性的魔咒？我們需要練習遇到任何事情時，不需急著立即做出情緒的反應。

第一個步驟，是一個自我省察過程，可以客觀站在一旁，用冷靜的態度去了解狀況，並聽聽看自己腦子裡是否有不適當的對話反應。若查覺到自己的負向思考，就需要趕快停止那些想說出的咒罵、冷酷、沒有愛的字句。若長期被這些負向尖銳的字句籠罩，會嚴重破壞內在的磁場，更會讓自己的身體細胞窒息。

從心理學的角度來看，任何情緒過於激動的反應，比方說異常的憤怒、過度的敏感，一般來講，大多和成長經驗有關，這些不好的意念、想法對任何人都沒有好處，不但會殘害自己的靈魂，也會將這樣的毒害插入自己的身體，摧毀了自己的健康。

傾聽自己的聲音能喚醒一種感受自己的覺知，試著開始調整意念的能量場，就會從內心發出一份愛自己的力量，而意念能量的提升是從「覺知」來開啟療癒的大門，照顧好自己，與自己的內心連結之後，每個人都可以自我療癒，並慢慢的將這份感覺擴散到他人身邊，讓我們的身心與慧命迎向一個更有愛、更慈悲，喜悅及健康狀態。

有句古人說過的話：「地上種了菜，就不易長草，心中有了愛，就不易生惡。」

學會放鬆才會健康

放鬆是身心轉換的一種過程，只要心念往美好的方向轉動，將心底內層那一塊拘禁場地的鎖打開，靈魂與肉身就可以得到釋放，意念也就瞬間放鬆了。此時氣血經絡會漸漸舒展開來，當意念放鬆後，所有的能量導入即可開始。

放鬆是情緒深層的狀態，也是屬於「心的平靜」的一種方法，心若不靜，等於是在浪費時間，而什麼情況又是浪費時間？什麼情況又不是浪費時間呢？

舉個例子來說，大多數公司老闆工作繁忙時，說話簡潔不浪費時間，認為多說囉唆的話是浪費時間；吃飯簡潔，認為只是填飽肚子而已，不需花心思在吃上面，正式的交際飯局，目的也都是為了工作；睡覺除非是把自己累到筋疲力竭，否則絕不上床躺下……。

這些人放棄真正的生活，但是真的就有效率了嗎？這是不自覺摧毀自己的方法，其實曾經的我，生活就是如此的狀態。「忙碌」讓我放棄個人的生活，「忙碌」使得自己因此不休閒、不放假、不睡覺，甚至忙到沒時間吃飯，忙到自己不知如何放鬆了。我奮力於工作之中，朋友叫我拚命三郎，貼心的提醒我，身體要照顧好，別那麼辛苦的工作了，我都會回應說：「唉！你們不了解我，老闆給我的工作量實在是太大了，就算連續二十四小時不眠不休的做，也做不完呀！」

話說至此，當初總覺得自己還年輕，有練功的底子，又可接收宇宙能量，體力超好，也有人形容我像一顆不會斷電的電池一樣，不吃、不喝、不睡也都沒影響。當時的我絲毫沒有一點警覺心，直到二〇一一年身體狀況不堪負載，突發性的倒下，在瀕臨死亡無助的狀態中，我納悶自己怎麼沒電了？這才恍然大悟，原來我還是個真人？

當倒下的那一刻，我的世界終於靜止了，不再像陀螺一樣的忙碌、不需再思索那些做不完的事，然而狀況急轉直下的身體，似乎強力的抗議我虐待它，我變得無法吃、無法睡、身體動彈不得，寒冷的冬天，我持續了十多天將近四十度無法退的高燒，躺在隔離病房中冰冷的病床上，看著醫生的無力，也提出嚴重的病況通知了，我以外的世界開始慌亂，旁邊的人嘈雜無助……但是當時我並不害怕這些看起來可怕的狀況，反而更加平靜，我的身體已經當機，無法自由動彈，所以我安份的躺著，但是腦袋思路格外的清晰。

我開始檢討自己這些年一路以來的生活，非常對不起自己的身體，它太容忍我了，而我卻需索無度的自以為是。我知道這台肉身機器的操作方法用過頭了，主機板所有零件都秀斗，因此醫藥的抗生素用到第四級也無藥可救。

我知道我正在讓這台二十四小時上工，快燒壞的機器冷卻，所以我閉著眼，讓我的靈魂跟我的身體做良性的溝通對話：

「我親愛的身體，真的太辛苦你了，我對不起你，你在我最需要的時候不斷的支援我、協助我，但是我卻完全不在意你的需求，讓你喘不過氣，就算是鐵做的機器，也都需要休息的時間，何況你與我已融在一起了，而我卻把你搞成現在這個樣子，我真的很對不起你，但我相信我們是好麻吉，希望你能夠聽到我對你所說道歉的話。你好好的休息，回到你原來的樣子……」說完話我已睡著了。

凌晨護士來量體溫打針時，高興的告訴我說，「君如，你退燒了，你退燒了！」終於，我道歉的聲音，我的它聽到了。

人生的忙碌能停止嗎？當你停止了忙碌時，看看當下的你是開心的？還是遺憾的？

在這個歷程，我有很多要對家人和陪伴在身邊的朋友說而未說出的感恩的話，還有要陪伴家人的心願也未實現，他們都在等我「忙完」。雖然我是用這樣燃燒自己的方式奉獻給需要的人，但是我卻太異想天開的以為我的肉身可以當鋼鐵人，沒有好好的維護、愛惜它，還好發出了這個警訊來警惕我的錯誤對待。

一場無預警的生死課題，一夜之間，身體瞬間的倒下，我以為自己真有那金剛護體的肉身（耐操），我的靈魂不帶任何的條件，真實的對自己的肉身懺悔覺悟。

重生的那天起，我看到自己是多麼的微小，並體悟到即使是要燃燒自己照亮別人，自己也要有源源不斷的燃料可供應，若只將個人的生死置之於度外，而不去維護健康的基本耗損與需求，就算有再大的願力，可能遲早也會美夢破滅的。我必須留給自己的生命一些空間，讓磁場的回流能量可以更順暢，讓我的身心有時間與空間得到該有的放鬆。

我花了整整兩個月的時間復健，調整身體內外的結構。當歸零後重新再出發時，我看到自己的誠懇、自己更柔軟的心，我感動的哭泣了，因為上天的不捨及眷顧，讓我懂得珍惜，珍惜不外乎惜福、惜緣，最重要的是看到自己，更需要愛惜自己的生命，有句話說：「花開，並不是為誰而開，只是因為它快樂。」

新生命的綻放，使我的生命也在剎那間豐富了更多的意義。青山綠地無所爭，白雲藍天無所嗔，福田長在用心耕，快樂種子由心生。

進入養心殿

美國政府於二〇〇七年一份調查中發現，美國三億多的人口中，打坐的人幾乎已超過了二千萬人。二〇一〇年八月，美國《國家科學院學報》公佈了一項研究，東方文化中的打坐可改變腦部神經傳導路徑。而現代主流醫學漸漸的也將「打坐冥想」帶入醫學的附加療法中，教導病患運用打坐、冥想、放鬆的靜坐方式，來減輕疼痛和壓力。

很多醫生發現，建立在「宗教與科學整合」的基礎上來進行打坐冥想，會讓現代人受益良多。經常打坐養心的人，其大腦中主宰專注力和身體內部的感覺敏銳度會明顯增加，腦部灰白質會變多，這些都可提高智力與增強身體的免疫力。

然而在古老神祕的東方文化中，從宗教、武術、書法、工畫中，都可看見「坐禪」的字眼，因為「打坐」是東方文化修心的一個基本過程，透過生活中的行、臥、起、坐來學習「禪」的訓練，可激發人類的潛在覺知，並從「坐」達到「心」的靜觀，就可提升養心的能量，找到靈魂的本質，使得心變得柔軟。因此養心與打坐是東方傳統文化中，進入任何功法前重要的暖身操，也是重要的必修課程。

但是要如何靜？如何觀？如何養這顆重要的心呢？我想這是每個初學者都會發

出的疑問。

有些人愈是想靜，卻愈沒法入靜。原因是不容易靜下來的人，在情緒上明顯的較會焦躁、不安、沒耐性、容易心慌意亂，所以坐下來沒兩分鐘就如坐針氈，因為思路上想要找一個目標，而這目標其實就是自己的「心」，但卻又找不到，甚至更心急於短時間內就想要看到成果，或得到明顯的改善，往往當有這些預設值的想法時，不但對平靜下來沒有助益，在心念上只是又增加雜亂氣場，使得自己更坐不住。

學習者要明白，「打坐」是調整身、心、靈不協調的磁場與能量的一個功法，它並不是特效藥，因此學習的順序必須從外在的身體來停止外在一切的動作後，再去察看自己的「心」在哪裡，找到心的安定後，才能讓過於緊繃不平衡的神經系統趨於穩定。

若抱持著要立竿見影的想法，即使再長久的靜坐，都無法探究到自己最深層的細胞。所以「養心」的首要條件就是要放空自己，什麼都不要去想，什麼都不用去設定，也不要在打坐養心的過程中，試圖感覺身體是否好轉、是否痠痛等意念的雜訊，都需要停止。想要開啟能量場的窗口，就必須把阻礙在窗口的雜訊移除，才有辦法使這條路在運行的過程中順暢。

心定是需要培養的，有些人先天穩定性較高，但若是先天或成長環境給予的影響，就更需要將慣性焦躁的思緒用「練習」的方法把能量平衡下來。養心的練習可使意識集中在某個環境裡，思維就會帶動意念去影響行為。當可以掌握平靜的技巧時，就可以覆蓋其他大腦過度的活動，慢慢的，心就會平靜下來，能量會在無形中升高，就能有特別美好的感受。

讓自己進入養心殿王國，好好的為自己打造一顆清澈明亮的心。

養心殿口訣：養心心宜淨、淨則己清靜、心淨意靜好情境、生命終歸一面鏡。

佛教的戒、定、慧中，我個人認為要修到其中「定」的境界，是相當不容易的。

「定心」是需要持續的培養及對自己要求，每個人會因先天資質和後天的成長環境不同，決定自己性情上的穩定度，有些人先天穩定性比較高，但是有些人就更需要用「練習」的方法，將慣性急躁的思緒安定下來。

「打坐」可調整我們全身上下的思緒、強化血液中的含氧量，進而讓心念純淨。掌握平靜的技巧後，自然就可以覆蓋大腦其他過度的活動，心就會平靜下來，能量更會在無形中提升，這樣的思維就會帶動意念，而去影響外在的行為，達到「養心」目的。

「養心」就像平日的沐浴，浴後整個身體和感受會格外舒適，既然如此，不妨每天試著給自己回歸純淨的機會，進入養心殿的王國吧！好好的疼愛自己，每天晚上倒頭睡覺前，花十分鐘將忙得灰頭土臉的自己，好好重整更新一下，為自己的健康與未來鋪設一條調養身心靈的道路。

第七章

用意念做外在療癒

觀音般若四式氣功療法

「運動可以增加腦內啡，一種讓身體感到幸福的神奇腦內物質」。在神經化學研究中，科學家發現，腦內啡具有強化自體免疫力與防止老化的神奇功效。

當人處於平靜情緒時，就能自動產生善念、正向的思考，而身體會在當下產生良好的循環，分泌出讓細胞健康的神經傳導物質，免疫系統也相對變得活躍強健，長期保持情緒平穩的人就不容易生病。

研究中指出，腦內啡對人體的止痛效果居然是瑪啡的六倍以上。目前已有實驗證明，人體在運動過程中可以促進腦內啡的分泌，依照運動的強度與持續的時間來決定腦內啡的分泌量。

「要活就要動」，這是自古名言，運動的方法有百百種，但什麼樣的運動是適合自己的？又不會造成太過的身體負擔？氣功並不神祕，它只是一門練鬆、練靜的功夫而已，經由平心靜氣的行功涵養，可以改善煩躁的個性，增強耐力與耐心，對於生活充滿信心。

只要掌握了鬆與靜的功夫，定可以練出真氣，強身健體，久而久之，可以打通全身氣脈，全身的細胞生命力因而加強，達到防止肉體的老化，能抗老防老，讓精力充沛。

「觀音功」之功法，是來自於上天給予的指導，加入正統氣功學之概念，希望在運作練功的同時，可因此達到調節身、心，引導身體氣脈血液的暢通，並藉由功法中的精要「氣流」，讓身體睡著的細胞活絡起來，壞死細胞藉由身體代謝出去，啟動靈性覺知，更因身體能量不斷的循環代謝，臟腑機能與身體的骨幹也能因此漸漸健壯。

這是幫助身體有特殊限制或年長者在日常生活中，可以不費力的維持身體健康的運動。在短時間內排出體內所吸附的濁氣，透過調氣、調身，以恢復生理機能。

第一式：觀音「意般若」功

無禁忌，適用於每個人。

若行動不便、體力較差之重病患或年長者可加強，一個功法每日早晚各做一～二次，有助於下半身的循環，並可改善下肢的多種問題。

選一個空氣流通的地方，坐在高度適當的椅子上，兩腳著地，雙手放在雙腳上。

步驟一 意念放在左腳並感覺左腳，然後再將意念換到右腳感覺右腳，如此交換十次，即完成第一步驟。

步驟二 意念放在左腳並感覺左腳，然後將意念順著小腿下滑到左腳底，這時可感覺到腿部氣場能量的流動。之後再將意念轉到右腳並感覺右腳，將意念順著小腿下滑到右腳底，如此交換十次，即完成第二步驟。

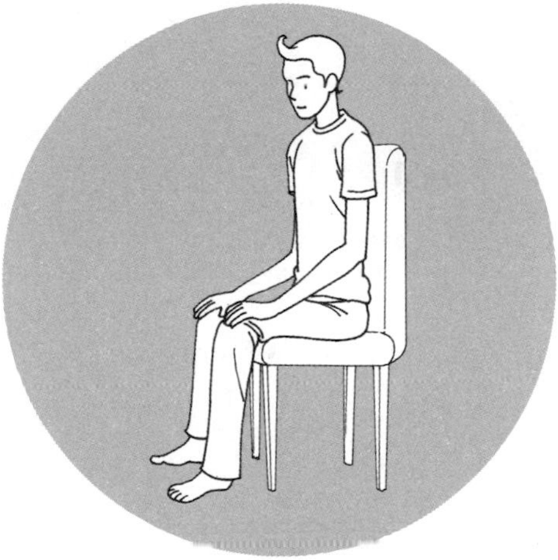

第二式：觀音「動般若」功

禁忌者有孕婦、重度心血管疾病患者。

此為內臟運動，可於飯前半小時運作，或於飯後二小時練習，可調節提升心肺帶氧功能及加強腸胃道之蠕動，防止消化不良與便秘。

步驟一 平躺在床上或地板，雙腳屈膝呈九十度，以鼻子開始吸氣，吸氣腹部內縮、將氣裝在胸部，讓胸部鼓脹。

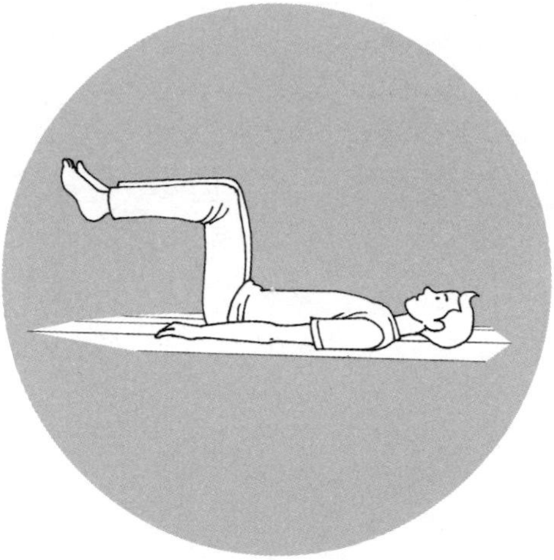

步驟二 緩慢將氣吐出（吐氣時要將腹部向外凸出），此為逆式呼吸法，從步驟一到步驟二反覆練習三十次。

第三式：觀音「坐般若」功

禁忌者有孕婦，關節不適者。

可先從觀音功的第一式開始練習，經過一小段時間後，即可發現雙腿的靈活度增加了。此功法可打通氣脈，讓任督脈之氣可上下打通，補足消耗的能量，調節提升精、氣、神之能量，讓宇宙之精氣在體內形成小周天的運作，並且自動讓氣成為「以養為用，以儲為主」的效果。

步驟一 **雙腳盤腿，先以右腳腳板在上，左腳腳板在下的單盤坐方式。**

步驟二 左手拇指和食指捏住右腳大拇指兩側，頭向後，仰臉向上仰（到極限），雙眼閉上，吸氣以鼻吸，吐氣以口慢吐，用手按壓後腰「命門」（大約在肚臍正後方向上一指）穴位處，觀想紅光注入命門，持續三分鐘。

步驟三 左手拇指和食指依然捏住右腳大拇指兩側，右手手掌輕貼在胸口，開始左右轉動「腰部」，由慢而快，如此轉動做三分鐘練習。

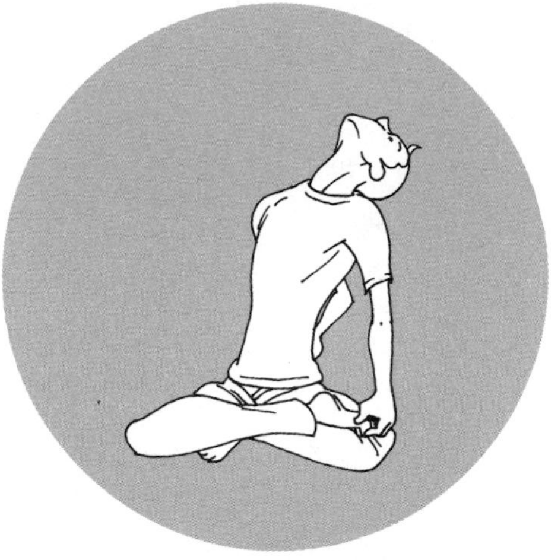

第四式：觀音「望般若」功

禁忌者有孕婦、重度高血壓、心血管疾病者。

步驟 早上在空氣清新的環境練習呼吸，要將氣吸到肺部完全膨脹時，再慢慢抬起雙臂，擴張肺部的範圍，然後迅速垂下雙臂，身體也要隨之彎下，將氣從口鼻擠壓吐出，如此反覆練習九次，可將肺和氣管壁上殘留的黏液或氣體咳排出。

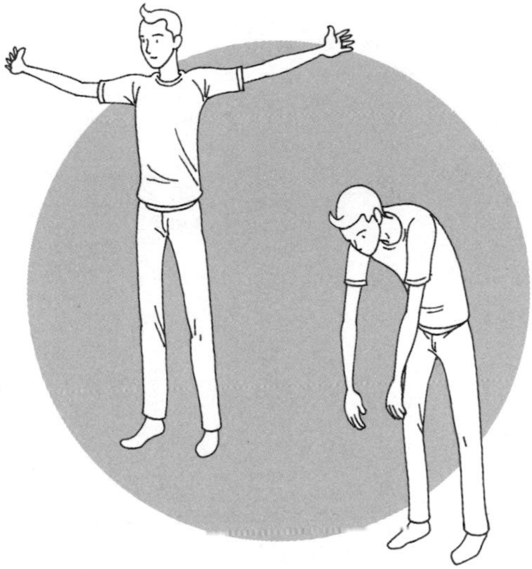

排毒療法

美國科學家曾發表過一篇關於壞心情產生毒素的研究報告，試驗顯示，人類的惡念，能引起生理上的化學物質變化，進而在血液中產生一種毒素。

有一項實驗，觀察人在情緒平穩的情況下，向冰凍過的杯子內吐氣，杯內層會凝附一種無色透明的氣體物質；若當一個人處在怨恨、暴怒、恐懼的心情下，向杯內所吐出來的氣體，在顯微鏡下，氣體便會顯現出不同的顏色，再通過化學分析得知人的負面思想，會使內分泌產生巨大毒素。

科學家在神經化學研究的領域中發現，當人懷著善念、正向思考時，人體會產生良好的氣體循環，分泌出讓細胞健康的神經傳導物質，免疫細胞也相對變得活躍，人就不容易生病。

常存正念的人免疫系統比較強健，若心存惡念或仇恨、抱怨，讓負面思考充斥整個人內外在時，生理系統的變化走的就是反向的神經系統表現，這時因負向的系統被刺激起動，而正向系統因此被抑制住，也就是身體系統的良性循環、血液、新陳代謝都會被這樣的負向系統啟動而阻擋和破壞，造成百病叢生。因此人的身體會生病，除了是被細菌病毒感染以外，另外最重要的因素是，心靈蘊含了大量的各式毒素，才會導致情緒失調、免疫功能下降，而細菌、病毒才會有入侵的空間。因此，若沉積在心靈的毒素沒得到清理，就算服用再昂貴的補品調整身體，都無法會有好的療癒效果。

現代人大部分都是晚睡、吃消夜、吃油炸物，這些食物與作息會讓情緒焦躁，變得容易發脾氣，是肝的一大剋星。如果經常感覺到疲倦就是肝出問題了，應該早一點休息不可硬撐。吃太過油的食物，會阻斷正常代謝功能，因為這些壞油把整個肝包住，讓肝臟無法呼吸，使得肝功能完全喪失，導致肝癌、肝硬化產生。

現在很多食品為了口感，都加入了很多化學添加劑，各種有毒微粒、反式脂肪、膨大劑、化學添加劑、嚴重的農藥殘留、重金屬等，這些可怕的毒素吃下去，都沒辦法排出去，而這些毒素大多數是脂溶性，沉積在脂肪裡，更造成新陳代謝失調，身體感到沉重、反應遲鈍、注意力無法集中、睡眠品質變差。

想要保持健康，必須了解當體內毒素升高時，身體內部的防禦系統會讓身體呈現出的病症，並找出正確的排毒方式，將身體能量引導回正確的健康狀態。

毒素引起能量場阻塞所延伸出的各項疾病

①口腔：牙齦炎、扁桃腺發炎、牙周病、口內炎、咽喉炎。

②筋絡：身體痠痛、頸椎僵硬、疲勞、頭痛、暈眩。

③腺體：甲狀腺體病變、攝護腺腫大、子宮肌、腺瘤、淋巴結、乳腺炎。

④肝膽胃脾：肝炎、高膽固醇、膽結石、胃腸炎、失眠、健忘、糖尿病、皮膚疣、瘡、潰瘍、頭皮癬、青春痘、異位性皮膚炎、香港腳、富貴手。

⑤腎臟：水腫、腎炎、腎結石、頻尿、血尿、尿中有泡沫、脫髮。

⑥腸胃：便秘，腹瀉、腹脹、腹痛。

⑦免疫系統：血液濃稠、身體瘀青、四肢痠軟、僵化症、類風濕性關節炎、白化症、紅斑性狼瘡、心瓣膜剝離、脫垂、腫瘤、癌症。

器官排毒法

以下的器官排毒方式，是我個人認為安全並建議讀者可試做實行的安全排毒法，提供大家參考。

①肝臟排毒：「運動」是頂級的排毒方式，透過運動讓血液的運作壓力施加到肝臟上，強迫肝臟循環代謝排出毒素，改善器官的緊張與疲累狀態，加快肝臟血液迴圈效率，達到毒素自動代謝。

②大腸排毒法：因腸道中的糞便毒素甚多，如果大便不能及時排出體外，糞便和尿液中的水分及有害氣體被腸腔重新吸收而回到血液，對人體是相當有害的。雖然肝臟對這些有害物質可再做一次解毒，但會加重肝臟負擔。將熟水（煮沸過的水）放涼至三十六度左右後，加入市售消毒殺菌過的灌腸袋中，再依照醫師或專業醫護人員指導後，做沖洗腸道排毒的動作。

③肺部排毒法：早上在空氣清新的環境練習深呼吸，深呼吸時慢慢抬起雙臂，擴張肺部的範圍，然後再迅速垂下雙臂，身體也要隨之彎下，將氣從口鼻吐出，這樣反覆練習九次，可將肺和氣管壁上殘留的黏液或氣體咳排出。

④腎臟排毒法：清晨起床不要急著去上廁所（閘口關閉約五分鐘），稍忍住，空腹先喝約四百CC的溫水後來回走動，啟動腸胃機能。在經過水的柔軟浸泡後，再到廁所排尿，一併洗滌沖洗停滯在消化道中的殘渣、膀胱及腎臟殘留的尿液細菌，在這同時，因腹腔有稍微的壓力，可達到通便的效果。當淨化乾淨後，得到清新的能量，也可開啟一日快樂的工作了。

⑤皮膚排毒法：人體內八十％的毒素在腸道中，還有二十％左右存在於毛孔、血液以及淋巴等部位。建議每週至少進行一次多汗的有氧運動，若不愛運動的人，每週建議要做一次蒸汽浴或桑拿浴，幫助身體加快新陳代謝，讓毒素由皮膚毛細孔排出。若施行了腸道清潔，也就減少了八十％毒

素對身體的損害，再努力另外的二十％，就輕而易舉了。

⑥口腔排毒法：「病從口入」，排毒除了要控管飲食上所攝取的元素，口腔也是一個相當重要的通道，若忽略了，即可能成為病毒菌體孳生的溫床，造成全身經絡脈動的阻塞與器官感染。請參考《油漱療法的奇蹟：清除齒科毒素與致命疾病》（布魯斯・菲佛醫師著）及陳立川博士《你補了幾顆毒牙》著作。

⑦斷食療法：這就像定期打掃自己的房子一樣，想要讓房子窗明几淨，清新芬芳，第一個工作就是要「丟垃圾」。初學者一週選擇一～二天讓腸胃道休息，不進食四、五餐（慢慢讓自己身體習慣少吃東西，可漸進式練習），期間建議大量喝水，將沒有工作的腸胃道內的廢棄物，趁機用大量清水清理排出。

斷食療法是依照自己的體能來調整時間長短，如果本體意願不大，則能完成練習的機會自然就減少。我個人曾經做過長達四十九天的斷食，這期間平日只喝水，但並不會發生頭暈目眩或四肢發軟的現象，過程中身體曾相當輕盈，且精神狀況良好，若常常練習，可提升自己意念輸送的敏銳度，這樣的療法與意念連結有著絕對的關係。

天然環境排毒法

現在的生活環境處處危機處處毒，但也有另一群愛地球的環保人士，努力為大地做淨化滋養。「天然環境排毒」就是去選擇清淨的環境或森林，讓身心沉澱在大自然的磁場中，與大自然做共振，排除身心內層擠壓的心靈毒素，讓負能量得到釋放，讓自己在身心靈上恢復清新自在的感覺。

①植物能量排毒法：在客廳插上偏藍紫色系的花，如石斛蘭、紫羅蘭、紫牽牛、紫丁香、薰衣草，這一系列的花香，可排除心靈上沉澱的毒素。

②自然波能排毒法：踩踏草皮、背靠大樹靜坐、到海邊或是湖邊吸收大自然的藍綠色能量，以空氣、植物界的自然波動頻率，來調整人體能量上的不足。

③色彩波能排毒法：可在生活上添加色彩，豐富視覺感官。舉個例子，若有一張生鏽的鐵桌，它會給我們什麼樣的感覺？一般人或許會用來堆雜物、擺文件，若換個心情，將這張生鏽的鐵桌舖上一塊白色滾邊的蕾絲和印上淡淡紫羅蘭花的棉布，靠在有陽光照射的窗邊，上頭擺放一個純淨透明的茶壺，裡面泡了有玫瑰或小雛菊芬芳花草的茶品，桌上點心盤中擺著剛從草莓園採摘下的新鮮草莓，相信任何人在品茶的當下，視覺看到可愛宜人的花草、嗅覺因撲鼻的自然香氣，增添了多重的感受，誰還會記得所用的是一張破鐵桌？

因為在當下的瞬間，眼中的色彩和情境很自然的調劑了緊繃的情緒、忘卻了煩惱。多將亮麗柔和的色彩帶入生活中，以色彩的頻譜振動，調節自律神經的平衡，讓身心皆能愉悅。

④聲波共振排毒法：聲音是大自然中非常微妙的一種工具，當會操作使用時，即可發揮強大的振動力，產生無比的威力。

有些治療師是運用唱歌的方式，在發聲時融合了意念和肢體，一併將能量貫穿身體內外，產生大幅度的震動。在氣脈振動時，有問題的氣輪經過聲音波動而振動，可取得身體上基礎的平衡。也有人運用持咒的方式來練習。在西藏，治療師是用一種含有七種金屬的樂器「頌缽」，經由頌缽者依循被療癒者的經絡順向，來為病患治療身體。

聲音共振排毒是唯一可貫穿天地，直接將人體負向磁場及毒素排往空間及地心的方法。

禪坐排毒法

二〇〇二年，美國威斯康辛大學腦部造影與行為科學實驗室，發展出一項「快樂與打坐」的研究，主旨在瞭解「修煉」對人的影響，及修煉人的大腦活動與一般人有何不同。

數據上表明，那些在佛門修煉的人，大腦中與快樂相關的神經元指數高出平常人七倍以上，這些修煉人因此被科學家譽為「世界上最快樂的人」。

科學家因此做出簡單的結論，認為人類的某些腦部功能是固定的，但他們發現，打坐可以讓這些固定功能變得活躍。經過打坐訓練的人，在瞬間觀察事物時，注意力與感官靈敏度，往往比一般人更能觀察到別人容易遺漏的細節。

世間的一切都是造物主特別設計給「生命」去學習的平台，融入這些的人首先必須先學會「靜」，要靜又必須能夠「定」得住，因為在「定」之中，我們可感受到身體血液氣場的流竄，這是一種不動的功法。在「定」之中更可感受到平靜的美，平靜的心可看到內在最深層真實的自己，看懂生活的意義。

「禪」就是我們的生活，當懂得將生命的美運用在生活中時，生活就開始綻放出美麗的光，而讓生活與生命共同結合出有意義的價值時，這就是禪了。

若在忙碌的生活中，不給自己一點靜心的機會，就等於是將自己一步步逼到生活的死角，壓力瀕臨緊繃點時，情緒就開始發生了，進而影響的就是健康。

學習「禪坐」，可在靜心的過程中，讓許多長年積壓的負向能量，從百會穴❶釋放排出，這也就是累積的情緒。經常練習，可較易放下對愛、恨、情、仇情感的困擾，能從平靜的心中接收到宇宙中的稀世珍寶——「愛和寬恕」，並得到解脫。

禪坐練習能運用身體周邊的磁場，與身體之間相互牽引的共振，來協調腦部運作與控制情緒，並可提高意念集中的能力，使人在自律神經的平衡上更能達到協調，就可在生活中更能放鬆自在。

寧靜是健康的養分，當自己可從平靜中得到茁壯時，人生就能收穫豐碩的果實了。

排毒五多五少口訣：多動、多笑、多聽、多睡、多閉目；少怒、少怨、少慾、少吃、少熬夜。

❶——人體穴位，位置在頭頂正中線與兩耳尖連線的交點處。

第八章

自然的能量共振

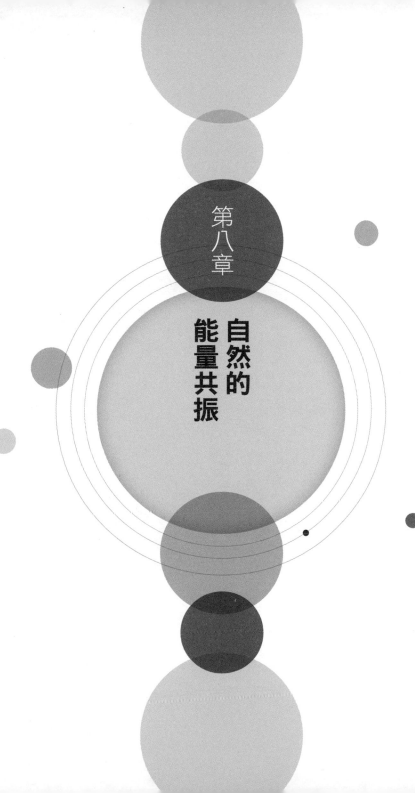

音樂共振

音樂真的有力量嗎？音樂是人類的一大創造，它淨化著人類的心靈，對人類的進步有重要的促動作用。

早在幾十年前都會流行一句話，「學琴的孩子不會變壞」。這是為什麼呢？在孩子很小的時候，父母都希望孩子去學一些繪畫或是彈琴的才藝，因為學習這些藝術課程，一個禮拜最少要上一到二次的課，所有的外圍環境、磁場，都是被這些柔美清爽的音樂或環境所包圍著，共振我們身體的能量場，所以這些孩子，要有雜亂的意念波的機率是很少的。

早在十九世紀初，音樂就被用來催眠。醫生指出，失眠患者聆聽適合的音樂，確實可減少安眠藥及鎮定劑的使用。

我們生活周遭各種聲音不絕於耳，即使在寂靜的夜晚，也依然有某些音頻繼續進行與發生。而所有聲音都是頻率的振動，我們浸置在這滿滿的聲波空間中，由這些頻率引動身體的磁場，也相對的會因振動波的好與壞，決定了身體能量的高低與健康的狀況。

舉個例來說，想像自己在一個有著藍天白雲、綠叢山林、小溪潺流、蟲鳴鳥叫的地方，從視覺、嗅覺、聽覺、觸覺到內心，全都倚靠在這大自然當中，身心會在不自覺的情況下得到放鬆舒緩，思緒也會跟著因此平靜；反之，在鬧區或工業區，街車喇叭、人聲嘈雜、空氣污濁、燈光閃爍，我們身心處在其中時，就會不自主的感到壓力、情緒緊繃或煩躁不安。若長期接受這樣的刺激，則會造成脾氣暴躁、耐心減少、與人互動應對進退生硬，這就是可怕的魔音穿腦所產生的副作用。

因此，好的聲音節奏（聲波）會影響人體的荷爾蒙，使老年人的腎上腺素明顯增加，改善睡眠品質。音樂療法提高睡眠品質的科研成果，早已被科學家所證實，音樂治療漸漸受到重視，並已開始被醫護人員採用。

此外，科學家在動植物生長的實驗上，用輕鬆美妙的音樂促進植物的生長，也讓母雞下蛋的數量變多，提高了乳牛的產奶量，在孕婦分娩時，還能舒緩孕婦過於緊繃的肌肉而減輕痛苦。

任何聲音都會直接滲入我們的身心影響著健康，除非可以將不好的聲音做遠離或隔離，否則是無法阻止聲波進入我們身體的。若是這樣，就更應該多加強使用高能量的聲波，將身體的頻率調整到正確的軌道上。

從生理學的角度來看，音樂是一種有規律的聲波振動，能協調人體各器官的節奏，激發體內的能量。節奏輕快的音樂可增長肌肉的力量；節奏舒緩的音樂可使人呼吸平穩，脈搏有力；優雅動聽的音樂可調節神經功能，有助大腦休息，消除疲勞；清新活潑的音樂，則可促進人的食慾。特別是古典音樂可以使腦子變得更加聽明，這是因為經常聆聽音樂，頭腦會更加清晰，腦內神經會變得更加發達，利用振動音，可打開耳朵的全部功能，讓大腦內充滿能量，就可打開封閉右腦的這扇門。

色彩與你的能量共振

情緒是生命的調色盤，色彩與一個人的性格有著密切的關係。

從色彩的喜好就可以判斷人的情緒和思考能力，顏色傳達能量的速度超過了語言，直接會讓人有正面或負面的反應，而靈魂光線是帶領我們走向靈性道路的關鍵，我們可以讓自己多接觸浸置在大自然的環境中，用大自然的能量氣息來影響本體不容易撫平的情緒波動，以自然界中的「光能」，來協調內在不平衡的能量，從自然的環境中慢慢延伸至生活上，培養對色彩的概念。

比如穿衣服可以練習搭配顏色、居家的布置可以試著改換一些不同風格的擺設，在這樣一點一滴的練習過程中，身體內部的能量導向，會在不知不覺中得到該有的補充及滿足，透過色彩能量的調整，來改變自己的特質和習氣。

而色彩所散發出不同的色彩能量，可以協助我們穿透舊有的意識表層，進而深入大腦，將頑固不協調的意識體打開，更將長年累積設定在身心靈的層層枷鎖給釋放，還給自己一個清新自在的好生活。

紅色：給人熱情、積極、活潑的印象，是能令人充滿信心的色彩。

橙色：給人活潑、富麗、明朗、親切和充滿朝氣的感覺，是一個活潑積極的顏色。

黃色：古代是帝王至尊的顏色，有著崇高的地位及智慧，代表了太陽的光與熱，給人有朝氣、希望、光明、樂觀、自信的感覺。黃色也代表財富與地位的象徵，但也有奢華和享樂的意念想法。

綠色：是大地的顏色，可緩和氣氛、增進人際關係的好顏色，給人青春、健康、恬靜、溫順、和諧、坦率的感覺。

藍色：使人沉靜、深遠、崇高、誠實、理智，代表有正面的意義，讓人尊重及信任的感覺。

紫色：紫色光可以增強記憶力，是高貴的顏色，也有著高傲的神韻，令人有難以接近又神祕的感覺。

粉紅色：表現女性的溫柔及高雅、浪漫、溫柔、健康的氣場。

白色：代表光明、神聖、純淨、輕快、青春、健康，是一般人最容易接受的顏色。

黑色：和白色正好相反，可以定義的範圍較為廣泛，代表負向磁場、死亡、恐怖、邪惡和不確定的氣氛；正向磁場代表穩定、莊重、隱蔽和神祕。

神祕的能量畫

一幅畫，不只是一幅畫而已，它可將積極、正面的能量，藉著視覺，傳達到大腦。

我們既然可以運用色彩的振動波來調整身心靈的健康，那麼「能量畫」的功能又是什麼？對於一般人在生活上會有什麼不一樣的改變？

舉個例來說，當我們欣賞一幅畫，第一眼一定是先從畫的外觀來欣賞，然後再看入畫中的情境，在看畫時，某些畫會讓我們從內心發出感動，也許是因為畫中色彩調配得很美，也許是被畫的背景故事所吸引。

當靜心觀看時，其實自己就已融入在畫裡面了。不論是幾何圖形或是花草樹木人物等，都會有不同的能量元素，而色彩就涵蓋了天生的自然元素，能量就蘊含在畫中，圖騰的能量也涵蓋在畫中，畫的振波因此打動吸引了我們。

這是創作者在繪畫當下的情緒、意念集結出來的訊息場，振動的幅度會依照訊息場的能量強大而有所延伸；而訊息場是我們靈魂外圍的種種波能，也就是能量的振動。

當欣賞某些畫後發自內心的感受，身體的細胞、血液、呼吸頻率、心跳等，都會因這幅畫的振波在瞬間得到了改變，這個改變就會變成強大的療癒訊息。若是這位畫家的訊息可洞悉到大千世界，將自己的愉悅、強大的美感與專注力放在畫裡，這幅畫很自然的就輸入了特殊的能量。

正面的能量場是非常重要的，它會引導我們往好的方向去做冥想感受，自然會啟動心靈深層的一個感動力，這感動力有了之後，對於靈啟發也會自然的展開。

其實人本來就可以接收能量的訊息傳導，但是因為人類的進化中受到了很多外圍的干擾限制，而將之覆蓋住，並且漸漸忘了它的存在，沒有再被訓練，所以這項感受就繼續被覆蓋下去，但是它並沒有消失。

什麼樣的環境或訊息是會影響我們接收能量的頻率，或是會影響到生活健康的？其實道理很簡單，只要是暴力、血腥、邪惡、尖銳等負向畫面或是環境，我們就應該盡量遠離它。

宇宙的能量訊息，是雙向發生的軌道，更會層層覆蓋在自己的能量場上面。如果是負能量場的訊息覆蓋到靈魂而無法透氣時，負能量的振波，會完全蓋掉你原本有的好訊息場和振動波（也就是生活習慣和思考模式），而留在體內的負向訊息的威力，就會很直接的摧毀一個人原有的本性，而處在暴力邪惡的狀態之中。

一幅具有調整磁場的能量畫，不一定需要有制式的畫風。就如梵谷、米羅、畢卡索等這些有名的早期畫家，畫內所有形式、人物、環境皆以抽象的風格表現，打動了人心，是以為何使人陶醉？這必定就是畫家在一幅畫中，添加了個人藝術意念及美感創作出來的唯美作品。因此，一幅畫的色彩、風格、圖形、背景，都會與欣賞者有著息息相關的互補振動力，修補著看畫人內心裡空缺的那塊田園。

第九章

誠心的修煉

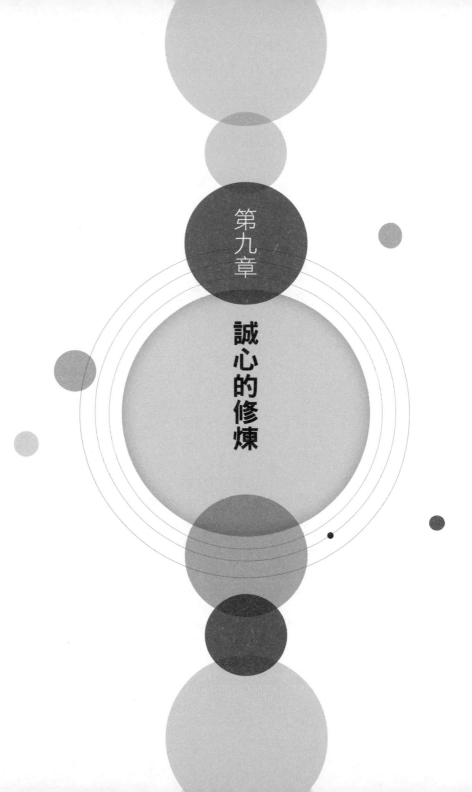

是修禪而不是修纏

佛說：「煩惱即是菩提。」

生活中的所有都是修行的道場，修得好稱為「禪」，修不好即變成「糾纏」。纏與禪，這一線之隔，就可讓一個生命意義大大的不同了，怎麼說呢？

第一個「纏」指的是「無明」，而另一個「禪」指的是「智慧」，這兩個音同義不同的字，足足可用來表現我們生活的種種，我們該如何從無明中找出智慧，放下煩惱看到菩提呢？

生活中所遇到的煩惱糾纏，都是我們開智慧的菩提種子，是修禪的根，因為有糾纏才會想解脫，而解脫之道就必須進入修禪達到悟禪，如果沒有煩惱，也就無須修解脫之道了。

有一個小故事：有兩個人站在一面牆前爭論不休，到底這面牆是存在還是不存在的？

甲說：一千年前它並不存在。

乙說：但以現在來看卻是存在的。

甲又說：再過一千年後它鐵定又不存在了。

那，到底誰說的對？到底誰悟通了？誰又被煩惱糾纏了？

佛家說：「常邊與斷邊，修行人不落兩邊。」

何謂常？就是恆有，永遠都有；何謂斷？就是恆無，永遠都沒有。這面牆，可以說有，也可以說沒有。甲跟乙，沒有誰對誰錯，不須爭論是非，佛陀要我們不要起執著心，所以我們說「無常」。對於執著的人，我們會說要活在當下！所以禪與糾纏也是如此，與表象並無分別，所有的煩惱都是源自於心境上的執著。

人生在世「難得糊塗」！但是有時候想糊塗也難？

人常用自己的生活經驗與學識去障礙住自己的未來，在無聲無息中也左右了自己本來美好的生命藍圖，往往又用了大部分的時間在等待，滿心期待想要過更好的生活，等好時機？等好環境？等好人來拉自己一把。但是期待的背後卻忘了改變自己的重要，相應而來的就是面臨「現實」的考驗，突如其來的障礙會打擊自己，若無法看透自己的真相，生命就會在密不透風的執著中不斷地上演輪迴。

想想上天為何要你來？人生來此一遭，是要知道自己生命存在的價值。

藉由身體的呼吸來觀察自己的身體與感知，然後觀察自己的思考與情緒，訓練自己能夠冷靜觀察自己的思緒是非常重要的，學習用輕鬆的態度面對雜亂的思緒，當你放下生氣念頭的同時，煩惱也就瞬間減少了，而雜亂心智所影響的干擾就愈來愈小，慢慢地，自己就會發現這些煩惱與怨恨是多麼無意義。

當心思遠離煩惱時，你將會得到前所未有的清靜和喜悅。

「覺知」是可以被訓練出來的。它，可以過濾掉會穿透我們，且會造成負向影響的磁場，擷取有用的訊息，改變自己的健康與幸福。所以每個人若能透過「覺知訓練」，調整錯誤的收訊方式及慣用的思考，去接收正磁場、正能量的訊息，這樣的練習就如同在健身房，藉由專業指導的教練來做正確角度的運動訓練，鍛鍊我們的體能和身體各部位的肌耐力一般。

「覺知訓練」是需要經常性的鍛鍊，我們的身體能量場才能持續上揚不斷電，時時都可保持清晰光亮的能量，讓高度的直覺力保護自己，也可用建造防火牆的概念去驅逐病毒、負磁場的破壞，讓自己有能力、有電力、有願力，讓整個地球的人們，都有一組健全的身、心、靈。

修禪，就是在練習心靈的平靜，練習在汙泥中出離，把自己超脫成一朵淨潔的蓮花。

不管你在做任何事，隨時保持清靜的生活心境，清醒看待自己的肉體色身，監督自己的言行舉止，用善念去看待周遭的一切，這樣就不會被汙染，修禪就是在修這個心。

人終其一生幾乎都是為了自己、家人，在吃喝拉撒睡之間不斷過著重覆的生活。

修禪，並不是要我們不做這些生活的事，因為禪就是生活的寫照與生命的點滴印記，因此如何解釋「禪與纏」？這一線之隔，一念之間，就可讓一個生命意義大大的不同。

生、老、病、死、別、離、苦可謂是修禪，但亦有人認為是苦纏，請以禪來解纏，莫讓纏困住了禪。

修煉慈悲心與忍耐心，讓這些正向能量持續努力的增加，將可連結上「神性意識」的軌道，就可從純淨的神性意識中找到溫暖，讓心中不會再有黑暗，並可找到靈性的根源。

靜心修煉法：雙眼微閉，雙腿盤坐，腰桿放鬆挺直，意念放下，深深呼吸，慢慢輕吐，下顎內縮。

靜心口訣：「眼觀鼻、鼻觀嘴、嘴觀心，五者合一，氣沉丹田」（口訣重覆五次）。

後記

看完這本書之後，可以知道自己的意念能量場領域有多麼的大。你當然可以選擇忽視不理會自己的能量系統，但我仍會鼓勵大家能夠多花些時間去靜心，靜靜的去感覺自己的能量是多麼的神奇、多麼的偉大。

常用正向的意念思考，可讓健康的能量流動，更可以幫助自己，甚至幫助其他人。要讓能量流動順暢，不是把健康的責任丟給不認識你的醫生來修理你的身體，而是要先將自己的健康交託給自己，使自己先健康起來。

生活中應放下緊張的情緒，用平靜的心去觀察自己。靜坐時，專注用意念的波動能量去淨化、消除身體不適的部位，多反覆幾次，狀況就會漸漸消失。健康的你，不論是自己或是幫助別人，都可以在遠處做意念波能量的輸送、淨化處理。

所有的能量淨化與處理，被治療者必須要有改善自己健康的意願，治療才能夠有所效應的運作。但是，若處在壓力過大或情緒不穩定的當下，就不適合做意念波的輸送或接收。

比如自身在情緒不穩定時，所散發出的能量質並不是好的。在這種情況下，就須盡快打坐靜心，將這些干擾的負能量排除掉。若是不相信而排斥，或出現對自己健康不在意的意念，也是不適合做相關的能量導引運作，因接收者已先在自己的無形意念波中做了一堵牆來抵擋，所以不需要白費力氣做無效的能量傳遞。

了解自己身體的需求，把健康的責任交給自己去查看管理，好好的將體內的毒素排出，做自己的主人。

人生的道路上，有太多不可能的事情發生在自己身上，有非常多的轉折點需要我們明心見性，活在當下。了悟自己的生活，看懂人世間無常的變化，放下執念，讓智慧能夠源源不絕的充滿在自己全身，創造美好的未來。

在心靈上能夠有宇宙強大的正能量不斷賦予充電的機會，自己就會很平安幸福了。美麗世界的東西大都可以自己選擇，可以去調整的；宇宙是曾經的你與他一起創造出來的，因此每個人對自己要有信心。

相信的力量，是全宇宙中最不可思議、不易攻破神祕的能量體，它可以帶動自己的生命力量。在這地球上的每一個角落，當我們尊重世間生靈與所有生命時，願這不易攻破的神祕能量體，能包圍在每個人的生活與生命之中發光，並且能無限延展全人類的幸福。

東西命理館 022

意念波療癒法 了解人體內外能量傳導，以自然方法強化正向能量，回歸純淨人生

作　　者——蔡君如
選書企劃——何宜珍
責任編輯——劉枚瑛

版 權 部——黃淑敏、翁靜如、吳亭儀
行銷業務——林彥伶、邱仁宏
總 編 輯——何宜珍
總 經 理——彭之琬
發 行 人——何飛鵬

法律顧問——台英國際商務法律事務所　羅明通律師
出　　版——商周出版
臺北市中山區民生東路二段141號9樓
電話：(02) 2500-7008　傳真：(02) 2500-7759
E-mail：bwp.service@cite.com.tw
發　　行——英屬蓋曼群島商家庭傳媒股份有限公司城邦分公司
臺北市中山區民生東路二段141號2樓
讀者服務專線：0800-020-299　24小時傳真服務：(02)2517-0999
讀者服務信箱E-mail：cs@cite.com.tw
劃撥帳號——19833503　戶名：英屬蓋曼群島商家庭傳媒股份有限公司城邦分公司
訂購服務——書虫股份有限公司客服專線：(02)2500-7718；2500-7719
服務時間——週一至週五上午09:30-12:00；下午13:30-17:00
24小時傳真專線：(02)2500-1990；2500-1991
劃撥帳號：19863813　戶名：書虫股份有限公司
E-mail：service@readingclub.com.tw
香港發行所——城邦(香港)出版集團有限公司
香港灣仔駱克道193號東超商業中心1樓
電話：(852) 2508 6231傳真：(852) 2578 9337
馬新發行所——城邦(馬新)出版集團
Cité (M) Sdn. Bhd. (458372U) 11, Jalan 30D/146, Desa Tasik, Sungai Besi,
57000 Kuala Lumpur, Malaysia.
電話：603-90563833　傳真：603-90562833
行政院新聞局北市業字第913號

美術設計——copy
內頁插圖——袁燕華
印　　刷——卡樂彩色製版印刷有限公司
總 經 銷——高見文化行銷股份有限公司　電話：(02)2668-9005　傳真：(02)2668-9790

2015年（民104）03月31日初版　Printed in Taiwan　定價280元
2023年（民112）02月21日初版5刷
 ISBN 978-986-272-745-4
商周部落格——http://bwp25007008.pixnet.net/blog

城邦讀書花園 www.cite.com.tw

國家圖書館出版品預行編目

意念波療癒法 / 蔡君如著. -- 初版. -- 臺北市：商周出版：家庭傳媒城邦分公司發行,
民104.03　面；　公分 ISBN 978-986-272-745-4 (平裝)
1. 另類療法　2. 能量　3. 心靈療法
418.995　　104001239

商周出版

廣	告	回	函
北區郵政管理登記證			
台北廣字第 000791 號			
郵資已付，免貼郵票			

104台北市民生東路二段 141 號 2 樓

英屬蓋曼群島商家庭傳媒股份有限公司

城邦分公司

請沿虛線對摺，謝謝！

商周出版

書號: BF6022　**書名:** 意念波療癒法　**編碼:**

請於此處用膠水黏貼

商周出版

讀者回函卡

感謝您購買我們出版的書籍！請費心填寫此回函卡，我們將不定期寄上城邦集團最新的出版訊息。

不定期好禮相贈！
立即加入：商周出版
Facebook 粉絲團

姓名：＿＿＿＿＿＿＿＿＿＿ 性別：☐男 ☐女

生日：西元＿＿＿＿年＿＿＿＿月＿＿＿＿日

地址：＿＿＿＿＿＿＿＿＿＿

聯絡電話：＿＿＿＿＿＿＿＿ 傳真：＿＿＿＿＿＿＿＿

E-mail ：

學歷：☐ 1. 小學 ☐ 2. 國中 ☐ 3. 高中 ☐ 4. 大學 ☐ 5. 研究所以上

職業：☐ 1. 學生 ☐ 2. 軍公教 ☐ 3. 服務 ☐ 4. 金融 ☐ 5. 製造 ☐ 6. 資訊
☐ 7. 傳播 ☐ 8. 自由業 ☐ 9. 農漁牧 ☐ 10. 家管 ☐ 11. 退休
☐ 12. 其他＿＿＿＿＿＿＿＿

您從何種方式得知本書消息？

☐ 1. 書店 ☐ 2. 網路 ☐ 3. 報紙 ☐ 4. 雜誌 ☐ 5. 廣播 ☐ 6. 電視
☐ 7. 親友推薦 ☐ 8. 其他＿＿＿＿＿＿＿＿

您通常以何種方式購書？

☐ 1. 書店 ☐ 2. 網路 ☐ 3. 傳真訂購 ☐ 4. 郵局劃撥 ☐ 5. 其他＿＿＿＿

您喜歡閱讀那些類別的書籍？

☐ 1. 財經商業 ☐ 2. 自然科學 ☐ 3. 歷史 ☐ 4. 法律 ☐ 5. 文學
☐ 6. 休閒旅遊 ☐ 7. 小說 ☐ 8. 人物傳記 ☐ 9. 生活、勵志 ☐ 10. 其他

對我們的建議：＿＿＿＿＿＿＿＿＿＿

＿＿＿＿＿＿＿＿＿＿

＿＿＿＿＿＿＿＿＿＿

【為提供訂購、行銷、客戶管理或其他合於營業登記項目或章程所定業務之目的，城邦出版人集團（即英屬蓋曼群島商家庭傳媒（股）公司城邦分公司、城邦文化事業（股）公司），於本集團之營運期間及地區內，將以電郵、傳真、電話、簡訊、郵寄或其他公告方式利用您提供之資料（資料類別：C001、C002、C003、C011 等）。利用對象除本集團外，亦可能包括相關服務的協力機構。如您有依個資法第三條或其他需服務之處，得致電本公司客服中心電話 02-25007718 請求協助。相關資料如為非必要項目，不提供亦不影響您的權益。】

1.C001 辨識個人者：如消費者之姓名、地址、電話、電子郵件等資訊。
2.C002 辨識財務者：如信用卡或轉帳帳戶資訊。
3.C003 政府資料中之辨識者：如身分證字號或護照號碼（外國人）。
4.C011 個人描述：如性別、國籍、出生年月日。

請於此處用膠水黏貼

FUTURE

FUTURE